Naturheilmittel gegen Durchblutungsstörungen

Manfred Backhaus

Naturheilmittel gegen Durchblutungsstörungen

Weltbild Verlag

Alle Empfehlungen in diesem Buch sind gründlich recheriert und ausgewertet worden.
Dennoch können Autor und Verlag keine Garantie für die Wirksamkeit oder Unbedenklichkeit der empfohlenen Heilmaßnahmen bei den genannten oder anderen Beschwerdebildern übernehmen.
Im Zweifelsfall befolgen Sie bitte den Rat Ihres Heilpraktikers oder Arztes.

Genehmigte Lizenzausgabe für
Weltbild Verlag GmbH, Augsburg 1995

Gesamtherstellung: Kösel, Kempten
Printed in Germany
ISBN 3-89350-649-7

Inhalt

2. Teil
Die wichtigsten Gefäßerkrankungen

3. Teil
Gesunde Ernährung

4. Teil
Das hilft auch noch in schweren Fällen – Erfolgsmethoden aus der naturmedizinischen Praxis

Vorwort

Die überwiegende Mehrheit aller Erkrankungen ist chronisch, denn trotz modernster medizinischer Erkenntnisse wird eine Heilung immer seltener erreicht. Immer öfter bekommen die verzweifelten Patienten den hoffnungstötenden Satz zu hören: »Da ist nicht's zu machen, damit müssen Sie leben ...« Für viele Kranke ist dies ein schreckliches Urteil, denn damit leben zu müssen, heißt nicht selten, daran zu sterben oder doch zumindest darunter schwer zu leiden.

Und selbst da, wo eine Besserung erreicht wird, geschieht dies letztlich doch noch auf Kosten der Gesundheit, denn die zur Therapie verwendeten Chemiepräparate können das eine oder andere Leiden vielleicht verbessern, lösen auf Grund ihrer vielen schädlichen Nebenwirkungen jedoch gleichzeitig wieder andere Krankheiten aus. Hier wird dann der Teufel mit dem »Beelzebub« ausgetrieben.

Das aber muß nicht sein!

Denn selbst da, wo die Schulmedizin einen »Fall« als hoffnungslos »ad acta« legen muß, den Patienten als unheilbar nach Hause schickt und seinem Schicksal überläßt – selbst da kann in den meisten Fällen mit Hilfe der klassischen Naturheilkunde und der modernen Naturmedizin oder auch mit sogenannten Außenseitermethoden immer noch eine Linderung und oftmals sogar noch eine Heilung erreicht werden.

Diese Methoden ermöglichen es den verzweifelten Patienten also, ihre Krankheit doch noch zu überwinden oder zumindest besser damit leben zu können. Ganz besonders erfolgreich sind die natürlichen Behandlungsmethoden aber bei allen Krankheiten, die mit der Durchblutung zu tun haben – vom Raucherbein über Herzinfarkt bis hin zum Schlaganfall.

Fast 50% aller Bundesbürger sterben heute schon an Erkrankungen des Gefäßsystems, also an den Folgen von Durchblutungsstörungen, wobei vor allem Herzinfarkt und Schlaganfall häufigste Todesursachen sind.

Doch nicht immer müssen Durchblutungsstörungen gleich so schwere Folgen haben. Trotzdem sollten so »banale« Störungen wie Krampfadern, Venenentzündungen oder »dicke Beine« nicht auf die leichte Schulter genommen werden, denn sie sind fast immer nur die sichtbaren Auswirkungen schwerer Erkrankungen. Das gilt natürlich ganz besonders für eine immer weiter um sich greifende Zeiterkrankung, nämlich das »Raucherbein«.

Egal also, ob es sich um arterielle oder venöse Durchblutungsstörungen handelt, die Folgen sind immer unangenehm und schmerzhaft. Nicht selten führen sie zu offenen, nicht heilen wollenden Geschwüren am Unterschenkel oder gar zum Absterben der unteren Gliedmaßen.

Operation und Amputation scheinen unumgänglich, denn die Fachärzte für Angiologie (Angiologie – Lehre vom Gefäßsystem) haben trotz aller Anstrengungen noch keine schlagkräftigen Waffen gefunden, mit denen sie diese Krankheiten nachhaltig und ohne Operation beseitigen können. Leider liegt das natürlich auch daran, daß sie sich vielfach den Erfolgen der alternativen Medizin verschließen und diese Methoden ablehnen, obwohl mit naturmedizinischen Methoden schnelle und unschädliche Hilfe möglich ist.

Blutverdünnende Enzyme haben sich nämlich in Kombination mit der Ozon-Therapie, der Thymus-Extrakt-Kur (THX), der Sauerstoff-Mehrschritt-Therapie, ansteigenden Kreislaufbädern, der Neuraltherapie, Homöopathie und anderen Methoden der klassischen Naturheilkunde bei allen Arten von Durchblutungsstörungen schon zigtausendfach bewährt.

Das vorliegende Buch soll Sie mit all diesen Methoden bekannt machen und Ihnen aufzeigen, welche Möglichkeiten Ihnen die Naturheilkunde bietet, auch Ihre Durchblutungsstörungen erfolgreich und ohne Nebenwirkungen zu behandeln.

1. Teil
Blut ist ein besonderer Saft

A. Die Zusammensetzung des Blutes

Zu 70 bis 85 Prozent besteht der menschliche Körper bekanntlich aus Wasser, im übrigen aus kaum mehr als 20 der rund 90 natürlichen chemischen Elemente, aus denen sich alles in der Welt zu Molekülen zusammensetzt. Beim Blut ist es nicht anders. Doch diese wenigen Blutelemente liegen in Form von vielen tausend verschiedener komplexer chemischer Verbindungen vor. Überwiegend handelt es sich um Aminosäuren, das heißt, um Eiweißstoffe, die sämtlich aus Kohlenstoff, Wasserstoff, Sauerstoff und Stickstoff aufgebaut sind.

Das Blut der höheren Lebewesen, also auch das menschliche Blut, ist aus chemisch-physikalischer Sicht ein hochspezialisiertes Gemisch. In der Vergrößerung gleicht es nicht einer einheitlichen, farbigen Flüssigkeit, sondern einem Strom, in dem ungezählte große »Flöße« vorangetrieben werden. Blutzellen verschiedener Form, Färbung und Herkunft bewegen sich dicht an dicht in einer fließenden gelblichen Grundsubstanz, dem Blutplasma. Dieser flüssige Bestandteil macht vom Gesamtblut rund 55 Prozent aus. Es handelt sich um eine mit Wasser vermengte Ansammlung von Eiweißverbindungen. Mit einem Anteil von 4 Prozent befindet sich darunter auch das sogenannte Fibrinogen, ein Eiweißstoff, der bei Verwundungen für die Blutgerinnung verantwortlich ist. Er fehlt bei manchen erbkranken Menschen, den sogenannten Blutern. Bluter müssen daher bei einer Verletzung künstlich mit diesem Gerinnungsstoff versorgt werden. Erst dann kann die Wunde zuheilen.

Andererseits kann dort, wo Blutgerinnung nicht erwünscht ist, mit bestimmten Mitteln das Fibrinogen auch unwirksam gemacht oder ganz aus dem Blutplasma entfernt werden. Blutplasma ohne Fibrinogen kennen wir unter der Bezeichnung Blutserum.

Das Blutplasma enthält vor allem gelöste oder mitgeführte Metallsalze und Mineralstoffe, ohne die wir nicht leben können. Darunter befinden sich auch Kalium, Kalzium, Natrium und Eisen. Spuren dieser Elemente sollten sich in jedem Wasser finden, das wir trinken, damit unser Bedarf an diesen Mineralstoffen auch ausreichend gedeckt wird. Das »theoretische« H_2O, also das reine Wasser, das nur aus Wasserstoff und Sauerstoff besteht, würde auf unseren Organismus wie ein Gift wirken.

Neben den genannten Eiweißstoffen führt das Blutplasma aber auch noch

»Absonderungen« mit sich, die von den Drüsen unseres Körpers produziert werden. Diese »Absonderungen« werden so zu ihren Bestimmungsorten transportiert. Unter diesen »Absonderungen« sind als wichtigste rund 100 verschiedene Hormone zu nennen, welche von Fall zu Fall durch die Blutbahnen zum Einsatz geschickt werden. Hinzu kommen allseitig bewegliche Zellen, die sich als Immunkörper nützlich machen und wichtige »Soldaten« unserer körpereigenen Abwehrkraft sind.

Im Blut werden auch die verflüssigten Nahrungsstoffe transportiert, die durch die Verdauungsvorgänge entstehen und vom Darm an das Blut abgegeben werden. Wichtig für unsere Lebensvorgänge ist hier zum Beispiel der Blutzucker. Unser Gehirn und unser Körpergewebe sind auf einen Zuckerspiegel geeicht, der normalerweise 70 bis 115 Milligramm pro 100 Kubikzentimeter (oder Milliliter) Blut nicht überschreiten darf. Ein körpereigenes Hormon aus der Bauchspeicheldrüse, das Insulin, hält den Blutzucker in Schach, so daß er auch bei großer Zufuhr aus der Nahrung nicht überhandnimmt. Sinkt der Blutzuckerspiegel zu stark ab, kommt ein anderes Hormon zum Zuge, das Glukagon. Es sorgt dafür, daß bei Bedarf Zucker aus den Zuckervorräten der Leber abgerufen wird.

Während des normalen Kreislaufgeschehens passiert der Blutstrom natürlich auch viele Organe, die bei Bedarf als Reinigungsfilter dienen. Dort können überalterte Blutzellen (Blutkörperchen) abgebaut, aber auch Bakterien oder andere Schadstoffe unschädlich gemacht werden.

Damit sind wir bei den im Blut schwimmenden Feststoffen, die wir oben mit treibenden Flößen verglichen und jetzt als Blutkörperchen betitelt haben. In Wahrheit sind das sehr elastische Zellen mit charakteristischen Formen. Zum Blutplasma, das 55 Prozent des Blutgesamtgewichts ausmacht, bilden sie die Restmasse, also 45 Prozent.

Grob unterschieden werden dabei drei Typen von verschiedenartigen Blutzellen, die sich pro Kubikzentimeter gesunden Blutes in etwa folgenden Mengen vorfinden:

1. Rote Blutkörperchen (Erythrozyten) vier bis sechs Milliarden
2. Weiße Blutkörperchen (Leukozyten unterschiedlichster Art) vier bis zehn Millionen
3. Blutplättchen (Thrombozyten, wichtig für die Schorfbildung zur Wundschließung) 150 bis 350 Millionen

Eine Faustregel besagt, daß auf 650 rote Blutkörperchen im Durchschnitt ein weißes kommt. Infolge der großen Arbeitsbelastung bei der Erfüllung ihrer Funktionen ist die Lebensdauer der Blutkörperchen begrenzt. Die gleiche Menge, die als ausgedient abgebaut wird, muß daher vom Körper neu produziert und an verschiedenen Stellen des Gefäßsystems in den

Blutkreislauf geschickt werden. Dieses Heranwachsen neuer Blutkörperchen ist die sogenannte Blutbildung.

Ein *rotes Blutkörperchen* »erlebt« 90 bis maximal 120 Tage. Der Nachschub bildet sich im roten Knochenmark. Von dort gehen kleine Blutgefäße aus, durch die die neuen roten Blutkörperchen dann in den Blutkreislauf gelangen.

Die *Blutplättchen*, deren Lebensdauer nur fünf bis acht Tage beträgt, entstehen aus bestimmten »Knochenmark-Riesenzellen«.

Bei den *weißen Blutkörperchen* muß man mindestens nach den drei wichtigsten, sehr unterschiedlichen Arten unterscheiden:

1. *Granulozyten* (65 Prozent aller weißen Blutkörperchen): Lebensdauer nur acht bis zehn Tage. Sie entstehen im Knochenmark und werden bei akuten Infektionen als »Abwehrarmee« stark vermehrt.

2. *Lymphozyten* (30 Prozent aller weißen Blutkörperchen): Die Lebensdauer beträgt rund zweihundert Tage. Sie entstehen in der Milz und in den verschiedenen Lymphknoten. Der Normalbestand (etwa zwei Millionen je Kubikzentimeter Blut) ist vor allem bei chronischen Leiden, deren Erreger immer wieder »aufgefressen« werden müssen, sehr stark vermehrt.

3. *Monozyten* (fünf Prozent aller weißen Blutkörperchen): Sie sind die größten aller Blutkörperchen und werden daher auch »Mastzellen« genannt. Sie dienen dem Organismus vornehmlich als »Aufräum- und Transportzellen« für Abbauprodukte. Monozyten können von etlichen verschiedenen Körperzellen neu hervorgebracht werden. Ihre Lebensdauer ist unterschiedlich.

Bei der später folgenden Beschreibung der Funktion des Blutes wird Ihnen bald auffallen, daß wir sozusagen unterschiedliches Blut besitzen. Entsprechend dem Sauerstoffgehalt und der im Kreislauf erreichten Position des Blutes erscheint unser Lebenssaft einmal hellrot, ein andermal dunkel – je nachdem, ob das Blut aus einer Arterie oder einer Vene stammt.

B. Die Aufgaben des Blutes

Die hochspezialisierte Zusammensetzung unseres Blutes ist ein Ergebnis der Anpassung des Lebens an die wechselnden Bedingungen auf der Erde. Das Blut bietet nun hervorragende Voraussetzungen für die Erfüllung seiner zentralen Aufgabe, nämlich die Erhaltung oder laufende Erneuerung der Körperzellen bis ins hohe Lebensalter zu gewährleisten, bleibt dabei aber angewiesen auf das Zusammenwirken mit allen übrigen Organen.
Betrachten wir einmal in groben Umrissen, durch welche Funktionen das Blut im gesunden Körper die ihm gesetzten Ziele erreicht:

1. Der Blutstrom als Transportsystem

Mit jedem Pulsschlag pumpt das Herz etwa einen Siebtelliter Blut weiter. Bei normalem Blutdruck sind die Blutwellen, die so von den beiden Herzkammern ausgehen, schon nach rund einer Minute wieder beim Herzen angelangt. In dieser kurzen Zeit wird das Kreislaufsystem von den ca. sechs Litern Gesamtblut etwa einmal durchströmt, finden alle lebenswichtigen Vorgänge der Stoffaufnahme und -abgabe statt, einschließlich der Filterung zur Blutreinigung, Hormonentnahme usw.
Rechnen wir mit achtzig Herzschlägen pro Minute, so ergibt sich, daß im Gefäßsystem unseres Körpers in vierundzwanzig Stunden eine Blutmenge von fast 17.000 Litern umläuft. Unterbrechungen der damit garantierten Versorgung mit Nahrungsstoffen und körpereigenen Sekreten halten die meisten Gewebezellen eine Zeitlang aus, auf die ständige Sauerstoffzufuhr aus dem Blut können sie aber so gut wie nicht verzichten. Vor allem die empfindlichen Zellen im Gehirn nehmen ohne Sauerstoffnachschub schon nach einer wenige Sekunden dauernden Zustromunterbrechung Schaden. Eingriffe am geöffneten, blutfreien Herzen wurden daher erst möglich, als die bekannte Herz-Lungen-Maschine 1954 zum ersten Mal die unverzichtbare Pumparbeit und Sauerstoffversorgung der Körperzellen bei solchen Operationen übernehmen konnte.
Unter all den Transportaufgaben des Blutes spielt demnach die Aufrechterhaltung des Sauerstoffhaushaltes der Abermilliarden von Körperzellen eine entscheidende Rolle. Der Ablauf stellt sich wie folgt dar: Die roten Blutkörperchen (Erythrozyten) binden mit Hilfe des roten Blutfarbstoffes (Hämoglobin) im Herz-Lungen-Kreislauf Sauerstoff an sich. Über den großen Blutkreislauf gelangt der Sauerstoff mit dem Blut nun auch zu den entferntesten Körperzellen. Gleichzeitig läuft in umgekehrter Richtung eine perfekte Entsorgung der Zellen ab: Die Abfallprodukte – näm-

lich das bei der Sauerstoffverbrennung entstandene Kohlendioxyd – werden von denselben roten Blutkörperchen, die soeben den frischen Sauerstoff herangebracht haben, wieder zum Herzen und zur Lunge zurück transportiert und dort ausgeatmet. Wir erkennen damit die Bedeutung der roten Blutkörperchen, von denen immer rund fünfundzwanzig Billionen in unserem Blut schwimmen. Täglich werden davon nach Ablauf einer 120tägigen Lebensdauer rund 200 Milliarden abgebaut und durch etwa die gleiche Anzahl neuer ersetzt. Schon damit die Aufnahme dieser unvorstellbaren Mengen von Blutkörperchen aus dem Knochenmark gesichert bleibt, muß also dafür gesorgt sein, daß der Blutumlauf im Kreislaufsystem nicht abreißt.

Wärmehaushalt

Mit dem funktionierenden Blutumlauf eng verbunden sind der Wärme- und Wasserhaushalt des Körpers. Schließlich muß ohne Rücksicht auf die Außentemperatur die gleichmäßige Körpertemperatur von 37 Grad Celsius erhalten bleiben. Allerdings gibt es dabei auch Prioritäten. Wird nämlich zum Beispiel das Gehirn bei einem eisigen Wintersturm zu kühl, schaltet das Herz auf größere Blutzufuhr in die obere Körperregion um. Das bewirkt im Kopf ausreichende Wärme. Dazu müssen zeitweilig Blutmengen in momentan »weniger wichtigen« Organen verringert werden, zum Beispiel in den Beinen. Es ist also kein Witz, wenn man sagt, daß eine Kopfbedeckung im Winter auch zu wärmeren Füßen verhelfen kann. Der durch eine Wollmütze geschützte Kopf bezieht eben kein zusätzliches Blut aus dem unteren Teil des Blutkreislaufes, weil das Gehirn warm bleibt und dem Herz keinen Blutbedarf signalisiert.

Wasserhaushalt

Die Bedeutung des Blutkreislaufs und damit des Flüssigkeittransports für den Wasserhaushalt und die Gewebesäfte ist leicht vorstellbar, wenn man an die schon genannte Größenordnung von 70 bis 85 Prozent Wasser im menschlichen Körper denkt. Vom Gesamtgewicht eines Menschen entfallen 60 Prozent auf Wasser in den Körperflüssigkeiten. Etwa zehn Prozent des hellen, zellarmen Blutplasma dringen unter dem Druck des pulsierenden Herzens durch die Gefäßwände hindurch in die Zellzwischenräume. Damit wird allen Teilen des Körpers und der Haut die nötige Feuchte erhalten. Der gesonderte Lymphkreislauf leitet später auch diesen Teil der »Körpersäfte« wieder in die Blutbahn zurück. Wo diese Rückführung nicht funktioniert, entstehen als bekannteste Anzeichen dann oft Ödeme, also Gewebsschwellungen.

Bedingt durch den hohen Flüssigkeitsanteil unseres Körpers ist bei Blutverlusten das Auffüllen der verlorenen Flüssigkeit anfangs wichtiger als die unbedingte Zufuhr neuen Blutes. So kann deshalb zuerst auf Fremdblutkonserven verzichtet werden, weil es vor allem darum geht, den Kreislauf um die fehlende Flüssigkeitsmenge aufzufüllen. Man verwendet dafür geeignete Blut-Ersatzflüssigkeiten. Und so, wie der Organismus länger ohne feste Nahrung, aber nur kurze Zeit ohne Flüssigkeit auskommt, so gelingt es auch, mit diesen einfachen Mitteln den Körper kurzzeitig »über Wasser« zu halten.
Die Funktion des Blutes als routierendes Transportmittel ist auch für die Medikamentenanwendung und -wirksamkeit von großer Bedeutung. Wie alle Stoffe, die dem Körper von außen her zugeführt werden, befördert der Blutstrom auch Heil- und Stärkungsmittel, Wirkstoffe aus Tees, Essenzen und Tabletten, die vom Verdauungstrakt in das Blut übertreten. Ferner werden vom Blut auch rasch und wirksam nicht nur Impfstoffe, sondern auch alle Arten von Arzneimitteln im Körper verteilt, die durch die Vene direkt in den Blutstrom injiziert werden. Im Idealfall entfalten alle diese Stoffe ihre Wirkung gezielt an den erkrankten Organen, für die sie bestimmt waren. Doch im Blutkreislauf gibt es keine Verbotsschilder und Straßensperren gegen Abweichungen vom Ziel und keine Hinweistafeln zu den Organen. So kommt es bei vielen chemischen Stoffen zu den bekannten Nebenwirkungen, wie sie die Naturheilkunde unbedingt vermeiden möchte.
Das heißt, daß das »Transportsystem Blut« also auch unerwünschte Stoffe im Organismus verteilt. Dazu gehören nicht nur Medikamente, sondern zum Beispiel auch Krebszellen, Blutgerinnsel und Gifte sowie Mikroorganismen oder andere Fremdkörper, die von außen als Krankheitserreger in uns eindringen.

2. Das körpereigene Immunsystem

Gegen unliebsame Eindringlinge ist das Blut gut gerüstet. Hier wacht das körpereigene Immunsystem, das Abwehrzellen besitzt, welche körperfremde, »feindliche« Stoffe und Organismen erkennen und bekämpfen. So können wir auf eine ganze Armee angriffsbereiter weißer Blutzellen zählen, die mit Enzymen, Signalstoffen und anderen Raffinessen arbeiten und so manchen Eindringling enttarnen und einfach »auffressen«. Sie gehen gegen *jeden* als Gegner identifizierten Mikroorganismus vor, also nicht nur gegen spezielle Erregerarten. In der Medizin werden sie deshalb als das *»unspezifische Immunsystem«* bezeichnet.
Diese körpereigene Abwehrkraft können Sie durchaus unterstützen, in-

dem Sie eine naturgemäße Lebensweise einhalten, für genügend Erholung sorgen und sich regelmäßig abhärten. Auch bestimmte Vitamine und Spurenelemente fördern die Bildung und die Leistungsfähigkeit unserer Lymphozyten, also jener weißen Blutkörperchen, die als schlagkräftigste »Soldaten« unserer Abwehrkraft fungieren. Angstzustände und andere seelische Spannungen dagegen können die Tätigkeit dieser weißen Blutkörperchen hemmen. Denn bei psychischer Belastung werden Streßhormone freigesetzt, die das Immunsystem schwächen. Dagegen kann »heilsamer Streß«, wie ihn zum Beispiel sportliche Belastungen, Kaltwasserduschen und dergleichen mit sich bringen, die Immunabwehr stärken. In meinem Buch »Gesund im Streß« habe ich bereits ausführlich über dieses Problem geschrieben.

Anders als im unspezifischen Immunsystem arbeiten nun die weißen Blutkörperchen im *spezifischen* Immunsystem. Sie greifen immer dann in die Abwehrkraft des Organismus ein, wenn von weißen »Freßzellen« im Blut bestimmte krankmachende Viren oder andere Mikroorganismen genau erkannt worden sind. In solchen Fällen senden die Blutkörperchen einen Signalstoff ins Lymphsystem, worauf sofort verschiedene Arten von »T-Lymphozyten« (»T«, weil aus der Thymusdrüse stammend) im Blut aktiviert werden. Dabei stellen sie auch fest, welche Struktur der Eindringling charakterisiert.

Das Ergebnis wird über neuerliche Absonderungen als Information in eine weitere Art von Spezialzellen übermittelt, die nach Bedarf im Blut gerufen werden können. Gemeint sind die »B-Lymphozyten«, welche fähig sind, sich in antikörperproduzierende Blutzellen zu verwandeln. Als solche treten sie nach einigen Tagen auf den Plan. Jede dieser Kugelzellen entwickelt nun in Massen genau jene Antikörper, die in der Lage sind, den bestimmten, krankmachenden Virus, der in unseren Körper eingedrungen ist, abzutöten. So gehen die Viren zugrunde, bevor sie wieder neue Körperzellen befallen können. Dank dieser genialen im Blut ablaufenden Vorgänge kann der Körper eine Infektion schon innerhalb weniger Tage besiegen. Eine rechtzeitig abgewehrte Infektion bemerken wir bisweilen nicht einmal.

Doch in jedem Fall, ob wir jetzt sehr krank waren oder überhaupt nicht, prägt sich das Immunsystem für immer die Struktur und die Art des geschlagenen Feindes genau ein. Bei einem späteren Angriff gleicher Mikroorganismen – und sollte er auch erst nach vielen Jahren erfolgen – wird der Befall von Körperzellen von vornherein unterbunden. Es wird nämlich umgehend mit den passenden Antikörpern »geschossen«, weil diese – nach dem früher gespeicherten Muster – in Zukunft blitzschnell produziert werden können. Das ist auch der Grund für die Dauerimmunität, die wir oft gegen einmal überstandene Krankheiten erwerben, falls diese nicht »unterdrückt« wurden. Das gilt beispielsweise für Masern, Mumps (Ziegenpeter), Scharlach oder Röteln.

3. Wie das Blut Wunden heilt

Ob bei einer Hautverletzung oder nach einer Operation: Eine Wundheilung setzt erst dann ein, wenn die Blutung aufhört. Die selbsttätige Blutstillung bei frischen Wunden bis hin zum dauerhaften Wundverschluß ist somit die dritte Funktion, die das Blut zum wirklichen Lebenssaft macht. Die dazu notwendige Blutgerinnung verläuft in mehreren Phasen. An diesen chemischen Reaktionen sind etwa zwanzig Gerinnungsfaktoren beteiligt.

»Erste Reparaturzellen« vor Ort sind die kleinen Blutplättchen (Thrombozyten), die sich im ausströmenden Blut verklumpen. Zugleich setzen sie beim Berühren der Wundränder spezielle Eiweißstoffe frei, die das im Blutplasma enthaltene »Fibrinogen« veranlassen, sich am Wundbereich zu Fibrin zu verfestigen, dessen Fasern sich nun netzartig über die Wunde legen. In diesem Maschennetz bleiben nun viele weitere Blutkörperchen hängen, wodurch als dichte Schicht ein Gerinnsel entsteht. Wenn dieses Gebilde zusammenschrumpft – und das geschieht sehr bald –, zieht es die Wundränder zusammen. Die Wunde füllt sich. Auf der Haut entsteht ein fester Schorf, der die Neubildung von Gewebe und kleinen Blutgefäßen schützt. Dazu treffen weiße Blutkörperchen ein, um den Abtransport toter Zellen zu übernehmen und rechtzeitig Infektionen abzuwehren. Wird die Verletzung, zum Beispiel durch Verschmutzung, noch von Bakterien befallen, befördert das Blut geeignete weiße Blutkörperchen, die Granulozyten, zu dem gefährdeten Gewebe. Sie fressen die Eindringlinge auf, gehen dabei allerdings selbst zugrunde. Übrig bleibt eine dickflüssige Masse aus Zelltrümmern, lebenden und toten Bakterien sowie weißen Blutkörperchen: der Eiter. Diese gelbe Flüssigkeit dringt meist von selbst durch die Haut nach außen, oder sie läßt sich herausdrücken. Andernfalls kommen andere Granulozyten zu Hilfe, bis die Eiterbeule aufplatzt oder der Eiter abtransportiert wird.

Was hier geschildert wurde, ist der Normalablauf. Extremfälle sind große Wunden, bei denen Blutgefäße betroffen sind, oder winzig kleine Verletzungen, zum Beispiel »Löcher«, die von einem Nadelstich stammen. Letztere werden sofort mit einem Pfropfen aus Blutplättchen verschlossen, einem sogenannten Thrombus. Daher genügt nach einer Blutentnahme aus dem Ohrläppchen oder aus der Fingerkuppe meist schon ein kurzes Aufdrücken, um die Blutung zu stoppen.

Sind dagegen Blutgefäße verletzt oder durchgetrennt, ist der Körper bald überfordert. Dasselbe gilt für tiefe Schnittwunden und natürlich für operative Eingriffe. Jedem, bei dem das Bluten einer Wunde nicht nach wenigen Minuten aufhört, ist daher unbedingt Erste Hilfe zu leisten, und sei es nur dadurch, daß man ein sauberes Taschentuch kräftig auf die Wunde drückt. Das gilt auch für gerissene Kapillaren im Schleimhautbereich, etwa im Gaumen.

Notfalls sollte die Blutzufuhr vom Herzen zur Wunde durch Zusammendrücken von Arterien oder durch Abbinden kurzzeitig unterbrochen werden. In allen Fällen, in denen sich der Organismus einfach selbst nicht mehr helfen kann, ist unverzüglich, bevor es zu größeren Blutverlusten und damit zur Blutdruckabsenkung kommt, ärztliche Hilfe zu rufen. Der Fachmann kann dann durch Nähen und Klammern die Wunde schließen beziehungsweise so weit verengen, daß der normale Heilungsverlauf beginnen kann.

Abschließend noch ein Wort zum sogenannten Bluterguß. Wie erklärt es sich, daß jemand auf die Nase fällt und sein Gesicht sich danach blau-rot verfärbt? Die Erklärung ist einfach: Durch die heftige Erschütterung reißen ganze Partien kleiner Blutgefäße, und das Blut sickert in das Gewebe, wobei viele rote Blutkörperchen platzen und den roten Blutfarbstoff freigeben. Um hellrot zu bleiben, braucht dieser Blutfarbstoff (Hämoglobin) jedoch bekanntlich Sauerstoff. Dieser fehlt aber, denn die zerstörten Blutgefäße können einige Zeit nicht für Nachschub sorgen. Ohne Sauerstoff werden Hämoglobin und rote Blutkörperchen blau bis blaubraun. Die aus dem Gefäßsystem geratenen Blutkörperchen zersetzen sich dann innerhalb von ein bis zwei Wochen, wobei sich der Bluterguß so färbt wie die Abbauprodukte des roten Blutfarbstoffes, nämlich grünlich und gelb. Wieder sind es die unermüdlichen weißen Blutkörperchen, die alle Reste des »verdorbenen« Farbstoffs und der zerstörten Blutzellen abtransportieren – bis wir vom Bluterguß nichts mehr sehen. So wird der Organismus auch mit einer inneren »Blutung« in den Weichteilen unterhalb der Haut bestens fertig.

Aus der Darstellung der wichtigsten normalen Funktionen des Blutes haben Sie schon erkannt, wie phantastisch die Leistungen sind, die der »besondere Saft« in uns vollbringen muß. So ist es kein Wunder, daß ein gestörter Blutkreislauf unser Leben schwer beeinträchtigen kann. Nichts erscheint daher wichtiger, als dieses Kreislaufsystem »in Schuß zu halten«!

C. Das Gefäßsystem

In den bisherigen Ausführungen wurde schon mehrfach auf Venen und Arterien eingegangen. Das war unvermeidlich, denn die meisten Blutfunktionen spielen sich nun einmal in der Blutbahn ab, durch die die Hauptmenge unseres Blutes fließt. Alle Zellen unseres Körpers sind durch den damit gewährleisteten Blutkreislauf miteinander verbunden. Sie erhalten auf diese Weise Nahrung und »Brennstoff« (Sauerstoff) und entledigen sich dabei laufend ihrer Stoffwechselprodukte.
Unermüdlicher Motor des Ganzen ist das Herz, mit dem wir uns später noch beschäftigen werden.
Die das Blut leitenden Adern heißen in der Sprache der Heilkunde *Blutgefäße*. Dabei wird zwischen einigen Arten unterschieden:

1. Arterien

sind kräftige, größere »Röhren«, die ständig unter dem Druck der vom Herzen ausgehenden pulsierenden Blutwellen stehen.

2. Arteriolen

sind zarte Fortsetzungsäderchen der Arterien. Sie führen im großen Kreislauf das sauerstoffreiche, von Lunge und Herz kommende Blut zu den feinsten Gefäßen, die sozusagen am Wendepunkt des Kreislaufes stehen, nämlich zu den

3. Kapillaren

Durch diese Haarröhrchen gelangt die für das Gewebe nötige Flüssigkeit. Dort erfolgen der Austausch von Sauerstoff und Kohlendioxyd zwischen Zellen und roten Blutkörperchen sowie der Transport der gelösten Nahrungsstoffe. Dann beginnt das umfangreiche »Rückleitungsnetz«, welches das sauerstoffarme Blut wieder zum Herzen zurückfließen läßt. Anschließend an die Kapillaren gibt es hier wieder kleinere Varianten, die sogenannten

4. Venolen

Sie unterscheiden sich von den vorgeschalteten Arteriolen durch eine wenig stabile Struktur. Da sie keinen vom Herzschlag diktierten, stoßweise folgenden Druck mehr auszuhalten haben, erlaubt sich die Natur hier eine »leichtere Bauweise«. Ebenso ist es bei den anschließenden größeren Rückleitungsgefäßen, den

5. Venen

Ihre Hauptäste sind abschnittweise mit Ventilklappen ausgestattet, die ein Rückfluten des zum Beispiel aus den Beinen nach oben geleiteten »dunklen« Blutes verhindern sollen. Die Muskulatur unterstützt dabei durch massierende Einwirkung den Bluttransport entgegen der Schwerkraft.

Die Venen sind im Körper so dicht verteilt wie die Arterien, doch ihre Anzahl ist größer. Viele »Reserverohre« werden benötigt, die zum Beispiel zu den zahlreichen Filterorganen führen. Entsprechend enthält der Venenteil des Gefäßsystems auch den Löwenanteil des jeweils zirkulierenden Blutes, nämlich 70 Prozent der Gesamtmenge des ganzen Organismus. Auf die unter Druck stehenden Arterien entfallen nur etwa 15 Prozent. Der Rest schwimmt zwischen den Zellen und ist in den blutreicheren Organen verteilt.

Ein parallel zu den Venen (Blutadern) bestehendes, lebenswichtiges Gefäßsystem muß auch noch erwähnt werden: die Lymphgefäße. Sie beginnen mit offenen Lymphkapillaren, die im Gewebe Flüssigkeit und Abfallstoffe aufnehmen oder auch dicht mit Blutkapillaren in Berührung stehen. Dann münden sie in immer kräftigere Lymphgefäße, die am Ende mit wenigen Hauptleitungen kurz vor Erreichen des Herzens in große Venen führen. Zehn Prozent aller Körperflüssigkeiten befinden sich in der Regel in den Gefäßen des lymphatischen Systems, in das mehr als hundert Lymphknoten eingebaut sind. Die Lymphknoten verhindern die Ausbreitung von Infektionen, indem sie Giftstoffe und andere gesundheitsschädigende Fremdkörper vernichten. In den Lymphknoten entstehen auch die wichtigsten weißen Blutkörperchen zur Abwehr von Krankheitserregern und damit zur Stärkung der Abwehr. Sie werden über die Lymphgefäße und Venen ins Blut geschwemmt.

D. Störungen des Gefäßsystems

Die Milliarden von Zellen, aus denen das Körpergewebe zusammengesetzt ist, erneuern sich in der Mehrzahl immer wieder im Laufe eines Menschenlebens – so ähnlich, wie wir es bei den Blutzellen gesehen haben. Wer darauf achtet, kann zum Beispiel das ständige Werden und Vergehen mit bloßen Augen an der Haut, am Haar und an den Nägeln feststellen.
Damit sie einwandfrei arbeiten und leben können, sind die Zellen wie Häuser an dem dichten Netz der kleinen »Blutstraßen« aufgereiht, als die man in diesem Zusammenhang die Kapillaren betrachten kann. Mit zunehmendem Alter, aber bei jedem Menschen in einem anderen Tempo, verlangsamt sich diese Selbsterneuerung der Zellen. Alles steht und fällt jedoch mit dem Funktionieren des Blutkreislaufs und deshalb auch mit der Gesundheit der Blutgefäße. Viele kleine und kleinste körperliche Beschwerden gehen auf Störungen des Gefäßsystems zurück, bei dem von einer echten Erkrankung (noch) keine Rede sein muß: Krampfneigung, Einschlafen von Gliedmaßen, Bildung von Flecken auf der Haut, Störungen des Sehvermögens, Konzentrationsschwäche, Gedächtnisstörungen, Schwindelgefühle, Veränderungen des Blutdrucks, kalte Hände oder Füße, schlecht heilende Wunden und dergleichen mehr.
Störungen sind in diesem Zusammenhang keine Dauererscheinung. Im Gegensatz zu den altersbedingten Schwächezuständen lassen sie sich günstig beeinflussen und wieder ganz zum Verschwinden bringen. Voraussetzung dazu ist allerdings eine aktive Mitarbeit des Patienten. Also vor allem eine Lebensweise, die möglichst all die Risikofaktoren ausschaltet, die die derzeitigen Beschwerden festigen oder gar verschlimmern könnten. Natürlich gehört auch eine Behandlung mit naturgemäßen Heilmitteln im Sinne der Ganzheitstherapie unbedingt dazu. Entscheidend dabei ist, daß Sie selbst die ersten Anzeichen wirklich als Warnsignale auffassen und nicht als Lappalien abtun. Dann wird es Ihnen nicht schwerfallen, den Ratschlägen Ihres Arztes oder Heilpraktikers zu folgen und notfalls entschieden, aber rechtzeitig, einige Ihrer Lebensgewohnheiten umzustellen. Millionen von Menschen haben dies mit Erfolg praktiziert. Schließen Sie sich ihnen an!

1. Allgemeine Risikofaktoren

Es liegt auf der Hand, daß jeder, der etwas Gutes für sich tun will, zuerst einmal seine Lebensweise weniger risikoreich gestalten muß. Es ist erwiesen, daß wir viel zu viele Gewohnheiten angenommen haben, die unserem Körper mehr schaden als nutzen. Wer davon endlich losgekommen ist, verspürt oft schon eine umfassende Steigerung seiner Lebensqualität. Auch Sie können Ihre Lebensqualität wesentlich verbessern, wenn Sie folgendes beachten:

1. richtige Ernährung (rohkostreich, fettarm usw.)

2. regelmäßige, ausreichende Bewegung, besonders zum Ausgleich einer überwiegend sitzend ausgeübten Berufstätigkeit

3. Stärkung der Abwehrkräfte, zum Beispiel durch Wassergüsse und Bäder

4. Meidung von Genußgiften, wie Kaffee, schwarzem Tee und ganz besonders Nikotin, das bekanntlich unmittelbar gefäßverengend wirkt

Darüber hinaus sind natürlich noch weitere Dinge zu beherzigen. So empfehle ich zum Beispiel auch, sparsam mit Arzneimitteln umzugehen. Wahllos konsumierte Schmerzmittel oder Schlaftabletten sind infolge ihrer unmerklichen Nebenwirkungen ebenfalls große Risikofaktoren, durch die das ganze Gefäßsystem gefährdet werden kann. So können zum Beispiel ergotaminhaltige Kopfschmerzmittel nach einer gewissen Zeit zu schweren Durchblutungsstörungen führen. In meinem Buch »Kopfschmerz und Migräne – Naturheilverfahren vertreiben die Qualen aus dem Kopf« habe ich bereits vor einigen Jahren schon nachdrücklich vor den Nebenwirkungen chemischer Kopfschmerzpräparate gewarnt.
Der Grundsatz, daß natürliche Stoffe der körperlichen Gesundheit am zuträglichsten sind, gilt natürlich auch für die Bekleidung. Wer das wohlige Gefühl kennt, das atmungsaktive Hemden und Pullover aus Baumwolle, Wolle, Naturseide oder Leinen vermitteln, meidet schließlich schon von selbst synthetisches Material. Denn bei künstlichen Stoffen kommt es schon nach kurzer Zeit zum Wärmestau unter dem undurchlässigen Stoff, der nicht nur Erkältungen, sondern auf Dauer auch Störungen der Blutzirkulation nach sich zieht. Aus demselben Grund ist es auch ratsam, ausschließlich Schuhwerk aus echtem Leder zu tragen. Selbstverständlich sollten die Schuhe auch der Jahreszeit angepaßt werden, denn kalte Füße können bereits die gesamte Durchblutung des Organismus empfindlich stören und Krankheiten verursachen.

2. Krankhafte Störungen

a) Bluthochdruck (Hypertonie) – und seine natürliche Behandlung

Sie sollten darüber Bescheid wissen, wie es um Ihren Blutdruck steht. Ist er zu niedrig, wird oft vom »schlappen Kreislauf« gesprochen, weil man sich häufig müde fühlt. Eine Gefahr für den Zustand des Gefäßsystems ist damit aber kaum verbunden.

Bedrohlich kann sich dagegen Bluthochdruck auswirken, an dessen Folgen in der Bundesrepublik jährlich fast 300.000 Menschen sterben. Die Todesursache heißt zwar Herzinfarkt, Nierenversagen oder Schlaganfall, doch sind dies eben alles Krankheiten, die durch einen langfristig zu hohen Blutdruck in den Blutgefäßen ausgelöst werden. Bluthochdruck gilt daher als einer der größten Risikofaktoren unserer Zeit. Unentdeckt oder unbehandelt schädigt zu hoher Blutdruck das Gefäßsystem erheblich. Eine Früherkennung dieser Krankheit gestattet es dagegen, Maßnahmen einzuleiten, durch die schädliche Folgen für die Blutgefäße vermieden oder wenigstens stark verzögert werden können. In den meisten Fällen ist die Heilung von Bluthochdruck möglich, wobei auch hier auf nebenwirkungsreiche chemische Medikamente verzichtet werden sollte, denn naturheilkundliche Behandlungsmethoden reichen im Normalfall völlig aus.

Um zu wissen, wie es um Ihren Blutdruck bestellt ist, müssen Sie ihn regelmäßig kontrollieren. Die routinemäßige Blutdruckmessung bei einem Arztbesuch gibt nicht ausreichend Aufschluß über den Durchschnittszustand und über etwaige Blutdruckschwankungen. Lassen Sie Ihren Blutdruck also regelmäßig in einer Apotheke messen. Das kostet nur eine Mark und bringt Ihnen Sicherheit. Schreiben Sie sich Ihre Werte auf, dann haben Sie schon nach zwei bis drei Wochen ein zutreffendes Bild. Zeigen Sie die Zahlen dann Ihrem Arzt oder Heilpraktiker. Er kann durch eigene Messungen und Untersuchungen Ihre Selbstdiagnose ergänzen und Ihnen dann sagen, ob Sie behandelt werden müssen.

Was bestimmt nun den Blutdruck?

Abhängig ist der Blutdruck beim gesunden Menschen nur von der Kraft, mit der das Herz die umlaufende Blutmenge in den Kreislauf drückt. Einen Normalwert, der für jeden Menschen ideal wäre, gibt es nicht. Besser spricht man von »Durchschnittswerten, die im Bereich des Normalen liegen«.

Zur Kennzeichnung der Blutdruckhöhe werden zwei Zahlen verwendet, die sich aus dem Rhythmus des Herzschlags ergeben. Als normaler Durchschnitt für einen Zwanzigjährigen gilt das Meßergebnis 120/80, gesprochen »einhundertzwanzig zu achtzig«.

Die erste Zahl gibt den höchsten Druck an, der auf die Arterienwände einwirkt. Er tritt auf, wenn sich der Herzmuskel zusammenzieht und aus der linken Herzkammer das sauerstoffreiche Blut in die Hauptschlagader treibt (Fachausdruck: »systolischer« Druck).
Der hinter dem Schrägstrich genannte Wert ist der »diastolische« Druck. Er wird gemessen, wenn wieder neues Blut ins Herz strömt, also während der Herzmuskel erschlafft ist.
Die bekannteste Meßeinheit für den Blutdruck ist »mm Hg«. Es handelt sich hierbei um die alte Druckeinheit »Millimeter Quecksilbersäule«, die amtlich schon 1976 abgeschafft wurde, uns jedoch noch lange verfolgen wird, wie das »Pfund« für 500 Gramm – weil uns eben die jahrzehntelang gebräuchlichen Werte in Fleisch und Blut übergegangen sind. Moderne, vor allem ausländische Meßgeräte sowie ärztliche Fachbücher arbeiten inzwischen mit der neuen Einheit Kilo-Pascal (kPa).
Dabei wird folgendermaßen umgerechnet:
1 mm Hg x 0,133 = 1 kPa. So werden z.B. aus 150/90 mm Hg jetzt 20/12 kPa.

Normalwerte

Der normale Durchschnittswert des Blutdrucks steigt mit zunehmendem Alter. Das Herz muß dann immer mehr »Druck geben«, um in den verhärteten und verengten Blutgefäßen den Kreislauf in Gang zu halten. Im übrigen paßt sich der Blutdruck auch den verschiedensten Anforderungen an. So steigt er zum Beispiel bei großen Belastungen und sinkt im Schlaf etwas ab.
Faktoren, von denen der Blutdruck abhängt, sind unter anderem: festschließende Herzklappen, Beschaffenheit der Arterienwände, Menge und Fließfähigkeit des Blutes, funktionierende Verdauung, Körpergröße, Körpergewicht usw.
Nachstehend einige Richtwerte in Zahlen:

Alter:	*Druck in mm Hg:*	*Druck in kPa:*
18 Jahre	115/75	15,3/10,0
25 Jahre	120/80	16,0/7,0
40 Jahre	um 125/85	16,7/11,3
bis 60 Jahre	140/90	18,7/12,0
über 60 Jahre	150/90	20,0/12,0

Der kritische Grenzwert nach oben liegt bei 160/90 mm Hg. Ergibt sich nach mehrmaligem Messen ein dauerhafter Druck von über 160/95 mm

Hg, handelt es sich wahrscheinlich um Bluthochdruck. Nur in 20 Prozent der Fälle tritt er als Folge einer anderen Krankheit auf (Zuckerkrankheit, Nierenleiden usw.). Bei allen anderen entwickelt er sich ohne eine im einzelnen bekannte Ursache, und zwar frühzeitig: Schon mancher junge Mensch hat heute damit zu kämpfen. Bereits ein leicht erhöhter Druck, der zu lange anhält, strapaziert Herz und Arterien so sehr, daß dadurch die Lebenserwartung herabgesetzt wird. Das Gefährliche daran aber ist, daß zwei von drei Hochdruckkranken gar nichts von ihrem Zustand wissen, weil sie keine Beschwerden verspüren. Im Gegenteil: Sie fühlen sich besonders munter, sind ausdauernd und unternehmensfreudig. Das ist dann auch der Grund, warum der Hochdruck meist gar nicht als Krankheit zur Kenntnis genommen wird. Auch dann nicht, wenn die Diagnose feststeht und die Therapie längst begonnen wurde. Die Patienten setzen dann nicht selten eigenmächtig ihre Medikamente, ihre Diät und den verordneten Ausgleichssport ab und verfallen wieder in ihren alten Trott. Viele werden so durch ihre Sorglosigkeit rascher als nötig zu echten Kranken. Und nicht wenige erleiden plötzlich einen Herzinfarkt oder gar einen Gehirnschlag. Das ist sicherlich nicht nötig, denn die Naturheilkunde und die Schulmedizin kennen heute viele Mittel und Methoden, mit denen bei 80 Prozent der Erkrankten die Lebensqualität und -erwartung wesentlich gesteigert werden können. Oft jedoch werden Therapieerfolge von den Betroffenen selbst sabotiert, weil sie sich ja – wie schon gesagt – so vital fühlen ...

Der essentielle Bluthochdruck, der sozusagen von alleine auftritt, ohne daß also ein erkranktes Organ oder Medikamente wie zum Beispiel die »Pille« dafür verantwortlich sind, ist teilweise erblich bedingt. Kinder, deren Vater und Mutter unter Hochdruck leiden, müssen deshalb schon in früher Jugend regelmäßig untersucht werden. Je früher im Leben der Hochdruck auftritt, desto schneller schreitet er voran. Nur eine sofort einsetzende und meist das ganze Leben begleitende Therapie kann bei erblich so belasteten Menschen die Lebenserwartung einigermaßen normalisieren.

Im übrigen sind viele der Risikofaktoren, die schon bei den Störungen der Gefäßsysteme erwähnt wurden, auch mitverantwortlich für die Entstehung des hohen Blutdrucks. So zum Beispiel Übergewicht und Rauchen.

Ferner wirkt auch Kochsalz hochdruckfördernd. Mehr als fünf Gramm pro Tag sind schon zuviel. In gekauften Nahrungsmitteln ist jedoch oft viel mehr Kochsalz enthalten: Zusätzliches Nachsalzen ist also Gift für die Gesundheit.

Daß noch immer zwei Drittel aller Hochdruckkranken mangels offensichtlicher Symptome unerkannt bleiben, läßt die gleiche Sorglosigkeit der Betroffenen erkennen wie bei jenen, die ihre Krankheit zwar kennen,

die Therapie aber nicht ernst nehmen und so ihr Leben gefährden. Dabei weisen eine ganze Reihe von Störungen schon auf einen möglichen Bluthochdruck hin: so zum Beispiel häufiges Kopfweh am Abend, Ohrensausen, Atemnot beim Treppensteigen, Neigung zum Frieren, Reizbarkeit, Wetterfühligkeit, innere Unruhe und Schlafstörungen.
Alles Gründe, sich schleunigst einmal untersuchen zu lassen, damit die Behandlung nicht zu spät kommt!

Richtige Entspannung
Außer der Vermeidung der genannten Risiken und dem wiederholten Messen des Blutdrucks – wobei darauf zu achten ist, daß dies immer in gleichen Situationen und zur gleichen Zeit geschieht – ist für einen Hochdruckkranken auch körperliches Training besonders günstig. Natürlich darf dadurch keine Überbelastung entstehen. Lange Wanderungen können hier Wunder wirken.
Andererseits sollten Hochdruckkranke aber auch unbedingt lernen, was den meisten von ihnen besonders schwerzufallen scheint: nämlich richtig zu entspannen. Das gilt für den Abend, für das Wochenende und den Urlaub ebenso wie für den Schlaf.

Natürliche Behandlung
Außer blutdrucksenkenden Mitteln, Diätvorschriften und wirksamen, aber unschädlichen Naturheilmaßnahmen wie Aderlaß, Akupunktur, Enzymkuren u.ä., die Ihr Heilpraktiker oder Naturheilarzt bei Ihnen einsetzt, können Sie selbst auch noch ein übriges gegen Ihren Bluthochdruck tun:
- Ein nicht zu ausgedehntes Sprudelbad oder ein Fichtennadelwannenbad wirken wohltuend und beruhigend.
- Hilfreich sind warme Armbäder, bei denen Sie zunächst den rechten Arm etwa zehn bis zwanzig Minuten in körperwarmes Wasser tauchen, sich anschließend abtrocknen und den Arm eine halbe Stunde lang in ein trockenes Tuch einwickeln. Wird diese Anwendung gut vertragen, können Sie es mit beiden Armen versuchen.
- Alle vierzehn Tage sollten Sie einen Reis-Fastentag einlegen. Damit scheiden Sie überflüssiges Kochsalz aus und vermeiden so, daß der Salzüberschuß im Organismus den Blutdruck in die Höhe treibt.
- Sie sollten wenig Fett und wenig Fleisch essen.
- Rohkost und Steinobst sind sehr zu empfehlen. Steinobst ist kaliumhaltig und regt damit die Nierenfunktion und die Wasserausscheidung an. Rohkost hilft die Blutfette zu senken.
- Hilfreich ist die kurmäßige Einnahme von Magnesium. Es senkt die Blutdruck- und Blutfettwerte und hält so die Adern frei.

- Anstelle koffeinhaltigen Kaffees oder schwarzen Tees sollten Sie Teemischungen aus natürlichen Heilpflanzen bevorzugen. Trinken Sie davon zwei Tassen täglich. Von nachstehend aufgeführten Mischungen sollten Sie jeweils einen Teelöffel der Kräutermischung auf eine Tasse siedendes Wasser geben. Hier nun einige Rezepte als Beispiel:
- 10g Rauwolfiawurzel, 20g Gänsefingerkraut, 20g Melisse.
- 10g Mistel, 10g Gänsefingerkraut, 10g Arnicablüten, 20g Schachtelhalme.
- 10g Weißdornblüten, 10g Rautenkrautblätter, 10g Birkentee, 20g Misteln.
- 10g Lavendel, 10g Olivenblätter, 10g Lindenblütentee, 20g Erdbeerblätter, 20g Heidekrautblüten.
- Für weitere ausreichende Flüssigkeitszufuhr sind Extrakte oder Säfte aus Artischocken, Wacholderbeeren oder anderen Pflanzen mit natürlichen Bitterstoffen zu empfehlen. Selbstverständlich auch Mineralwasser, das jedoch kochsalzfrei sein sollte.
- Bewährt hat sich ein ansteigendes Arm- und Fußwannenbad, daß Sie zwei- bis dreimal pro Woche durchführen sollten. Beginnen Sie mit etwa 34 Grad Celsius, und lassen Sie dann innerhalb von zehn Minuten heißes Wasser zulaufen, bis das Badethermometer auf rund 43 Grad angestiegen ist.

  Besser als das Zugießen von heißem Wasser sind elektrisch betriebene Schiele-Fußbadewannen, die Sie bei der ProVital GmbH, 6531 Seibersbach, erhalten können. Hierbei erfolgt das Aufheizen des Wassers automatisch und ganz kontinuierlich durch Heizstäbe, die in den Boden der Wanne eingelassen sind. Der Heileffekt wird dadurch noch wesentlich verstärkt. Näheres lesen Sie im Teil 4 dieses Buches.

  Packen Sie nach dem Bad dann die Arme beziehungsweise Beine in dikke Handtücher ein. Innerhalb einer halben Stunde verbreitet sich eine angenehme Hautrötung über den ganzen Körper, denn das Blut strömt nun in die erweiterten Blutgefäße der Haut. Das Herz wird dadurch von einem Teil seiner Pumparbeit entlastet und der Blutdruck sinkt.

b) Niedriger Blutdruck (Hypotonie) – und seine natürliche Behandlung

Anders als ein Mensch mit Bluthochdruck hat ein Mensch mit niedrigem Blutdruck zwar ständig deutliche Beschwerden, doch laut Statistik eine hohe Lebenserwartung, denn die Blutgefäße werden durch den geringen Innendruck geschont.

Als Unterdruck gilt ein Blutdruckwert, der ständig niedriger als der normale Durchschnittswert liegt – zum Beispiel 110/60 mm Hg.

Magere, große Personen neigen dabei öfter zu Beschwerden durch zu niedrigen Blutdruck als die Kleinwüchsigen. Es liegt auf der Hand, daß der vom Herzen ausgehende Druck am ehesten im oberen Teil des großen Körperkreislaufes nachläßt und so nicht mehr für die Blutversorgung des Gehirns ausreicht. Die stärksten, aber glücklicherweise auch seltenen Beschwerden sind Übelkeit, Schwindelgefühl und Ohnmachtsanfälle. Häufige Kopfschmerzen und bleierne Müdigkeit sind bei vielen Betroffenen dagegen eine regelmäßige Erscheinung.
Außer dieser »chronischen Form« des Niederdrucks gibt es noch die sogenannte orthostatische Hypotonie. Sie tritt immer dann auf, wenn der Betroffene seine Lage rasch verändert, also zum Beispiel vom Liegen schnell aufspringt: Im Liegen ist sein Blutdruck noch normal, beim Aufstehen jedoch versackt ein großer Teil des Blutes in die unteren Körperpartien. Ursache dafür ist eine Störung im Zusammenspiel zwischen Herz und Blutgefäßen, die verhindert, daß nach dem Aufstehen der Kreislauf sofort der neuen Körperhaltung angepaßt wird. Durch häufigen, bewußt durchgeführten Lagewechsel können Herz und Blutgefäße jedoch allmählich so trainiert werden, daß sich Kreislauf und Blutdruck schließlich jeder Lage wieder schnell anpassen.
Vom Arzt kann gegen den zu niedrigen Blutdruck nur wenig unternommen werden, denn blutdrucksteigernde Medikamente wirken nach kurzer Gewöhnungszeit nicht mehr. Der Patient kann jedoch seiner ungefährlichen, aber nicht minder krankhaften Kreislaufstörung mit viel eigener Aktivität Paroli bieten.
Meist wird er sich jedoch wegen seiner bestehenden Schlappheit nie und nimmer dazu aufraffen, womit dann der Teufelskreis wieder geschlossen ist.
Wer allerdings diesen Teufelskreis ernsthaft durchbrechen will, sollte kalte und warme Wechselduschen machen und Kaltwassergüsse und Bürstenmassagen in seine Morgentoilette einbeziehen.

So gehen Sie dabei vor:
Bürsten Sie Ihren Körper immer in Richtung Herz, bis eine leichte Hautrötung aufgetreten ist. Duschen Sie dann ca. eine Minute lang heiß und anschließend fünfzehn bis zwanzig Sekunden lang kalt. Beginnen Sie die kalte Dusche nach den Regeln des Pfarrers Kneipp am rechten Bein, lassen Sie den Wasserstrahl dann allmählich aufwärts gleiten bis zur Leiste, und verfahren Sie beim linken Bein genauso. Anschließend den rechten Arm von der Hand bis zur Schulter, ebenso den linken Arm von der Hand bis zur Schulter. Erst jetzt duschen Sie den Oberkörper, wobei Sie den Wasserstrahl von der rechten Bauchseite hoch bis zur Brust und dann wieder hinunter bis zur linken Bauchseite führen sollten. Warme und kalte

Güsse sollten etwa zwei- bis dreimal wiederholt werden, wobei ein kalter Guß den Abschluß bildet.

Weitere Maßnahmen gegen zu niedrigen Blutdruck:

- Wassertreten oder Taulaufen nach Pfarrer Kneipp. Jeden Morgen einige Minuten mit nackten Füßen über den noch taufrischen Rasen zu laufen bringt auch den müdesten Kreislauf wieder in Schwung. Wem das nicht möglich ist, der kann auch in einer mit kaltem Wasser knöchelhoch gefüllten Badewanne Wasser treten.
- Sehr empfehlenswert ist es, zweimal in der Woche Salzbäder durchzuführen. Nehmen Sie dazu etwa vier Kilogramm Kochsalz, und gießen Sie dieses Salz in die Badewanne, die mit 38 Grad warmem Wasser gefüllt ist. Baden Sie darin dann etwa zehn Minuten, duschen Sie sich anschließend gut ab, und cremen Sie sich ein. Sie werden schon bald sehen, wie dieses Salzbad den Kreislauf deutlich aktiviert.
- Natürlich spielt auch die Ernährung beim Blutdruck eine wesentliche Rolle. Wichtig bei niedrigem Blutdruck ist eine vitamin- und vitalstoffreiche Nahrung. Viel frisches Obst und frisches Gemüse sollten deshalb zum täglichen Speiseplan gehören. Auch ein Gläschen Weißdornsaft nach jeder Mahlzeit ist wichtig, denn Weißdorn stärkt das Herz und aktiviert den Blutfluß.
- Jeder, der unter niedrigem Blutdruck leidet, sollte generell für eine ausreichende Flüssigkeitsaufnahme sorgen: das heißt mindestens zweieinhalb bis drei Liter pro Tag. Im Gegensatz zu Bluthochdruckpatienten, die natriumhaltiges Wasser meiden sollten, kann der Niedrigdruckpatient durchaus natrium-, also kochsalzhaltiges Wasser trinken, denn Kochsalz hebt ebenfalls den Blutdruck an.
- Wirkungsvoller als Kaffee oder schwarzer Tee ist Rosmarintee, da er eine längere Blutdruckanhebung bewirkt und den Kreislauf in Schwung hält. Darüber hinaus ist Rosmarin natürlich frei von Schadstoffen, die im Kaffee oder Tee enthalten sind.
- Außerdem sollten Sie regelmäßig Sport treiben, denn viel Bewegung an frischer Luft ist für die Stabilität jedes Kreislaufs und für die Anhebung des Blutdrucks von besonderer Wichtigkeit.
- Wer allerdings an chronischem Sauerstoffmangel leidet – das läßt sich durch entsprechende Geräte messen –, sollte zuerst eine Sauerstoff-Mehrschritt-Therapie nach Prof. von Ardenne durchführen. In Teil 4 (S. 104) werde ich darauf noch ausführlich zu sprechen kommen.

  Mit Therapie ist es nämlich möglich, den Sauerstoffmangel erst einmal auszugleichen und dann sogar über das normale Maß hinaus anzuheben, damit er dann später durch sportliche Bewegung auf diesem Niveau auch gehalten werden kann.

- All diese blutdruckhebenden und kreislaufstabilisierenden Maßnahmen können Sie natürlich auch durch bestimmte pflanzliche beziehungsweise homöopathische Medikamente unterstützen, insbesondere durch homöopathische Kampfertropfen. Geben Sie sich immer dann, wenn Sie sich besonders müde und schlapp fühlen, einige Tropfen davon auf die Zunge, und reiben Sie auch ein wenig davon unter die Nase. Schon bald werden Sie feststellen, wie Sie sich danach wieder munter fühlen, denn Kampfer hat eine stark aktivierende Wirkung.

Natürlich muß auch bei niedrigem Blutdruck immer eine genaue und gründliche Untersuchung gemacht werden, denn auch niedriger Blutdruck kann – ebenso wie der Bluthochdruck – Folge einer ernsthaften organischen Krankheit sein. So zum Beispiel einer Unterfunktion der Schilddrüse oder der Nebennierenrinde, von der wichtige Hormone und Kreislaufregelungsstoffe in den Blutstrom abgegeben werden. Auch eine krankhafte Verengung der Herzklappen muß vom Arzt in Erwägung gezogen werden.

c) Herz und Blutgefäße

Das Herz ist selbstverständlich ein wichtiger Bestandteil des Gefäßsystems. Das Zentralorgan unseres Blutkreislaufs ist im Grunde nichts anderes als eine hochentwickelte, verschlungene Arterie. An Blutdruckschwankungen ist das Herz immer durch seine Pumparbeit beteiligt. Deshalb wurde hier der Risikofaktor Hochdruck als eine grundlegende krankhafte Störung des Gefäßsystems geschildert. Schließlich hat der in den Blutgefäßen herrschende Druck auch einen erheblichen Einfluß auf den Zustand der Gefäßwände und bestimmt deren Elastizität.

Natürlich sind Blutgefäße keine passiven »Leitungen«. Genau betrachtet erweisen sie sich als lebendige Muskelgebilde, die sich durch rhythmisches Zusammenziehen und Entspannen an der Blutbeförderung beteiligen. Die dazu erforderliche Energie kann eine Ader aber nicht aus dem Blut gewinnen, das durch sie hindurchströmt. Ihre Muskelschicht wird, genau wie alle Körperzellen, durch kleine und kleinste Arterien von der Außenseite her mit Blut versorgt. Für den Herzmuskel als den wichtigsten und größten Gefäßmuskel des Körpers erledigen dies die Herzkranzgefäße oder »Koronararterien«. Das sind Endarterien, die den Herzmuskel wie ein Netz umgeben. Mangels offener Parallelgefäße kommt es daher bei einem Verschluß nur selten zu einer rettenden Blutumleitung über eine andere Strecke des Kranzgefäßnetzes. Häufig führt daher ein Verschluß zum Herzinfarkt.

Alle Vorsorgemaßnahmen, die der Stärkung des Kreislaufs dienen und hier unter erhöhtem oder niedrigem Blutdruck schon aufgeführt wurden,

wirken auch krankhaften Gefäßstörungen entgegen. Das gilt für die Außenseite der Arterien – über die deren »Ernährung« erfolgt – ebenso wie für die Innenwände. Im Inneren der Blutgefäße sollen dabei vor allem schädliche Ablagerungen vermieden werden, die meist eine Vorstufe der altersbedingten Arteriosklerose sind. Dabei bedingt eines das andere: Anhaltend schwache »Ernährung«, das heißt ungenügende Durchblutung der Gefäßwände, ist eine häufige Ursache für Aderverkrampfungen. Aderverkrampfungen aber sind als Vorstadium der Arterienverkalkung anzusehen, weil sie Dauerschäden an den Muskelfasern der inneren Arterienauskleidung zur Folge haben können. Nach einer Verkrampfung ragen manchmal winzige Fasern, die aus der sonst glatten Gefäßwand abgesplittert sind, in den Blutstrom hinein. Sie bilden somit Hindernisse, an denen Blutkörperchen und dazwischen eingelagerte Fett- und Eiweißstoffe hängenbleiben und sich stauen. Die so entstehenden Verdickungen verwachsen mit der darunter liegenden Arterienwandung. Im Blutgefäß, das im Querschnitt an dieser Stelle nun stark von dem Hindernis, »Plaque« genannt, verkleinert wird, erhöht sich durch den Blutstau auch der auf die Aderwand einwirkende Druck. Damit nun die Gefäße nicht platzen, lagert der Organismus später Kalk in das nutzlose Gewebe ein. Dadurch wird die Gefäßwand zwar ausreichend stabilisiert, doch der verkalkte Herd bewirkt eine Verhärtung der Ader. Die Folge ist, daß sie ihre Transportfunktion an dieser Stelle nicht mehr erfüllen kann, denn die Muskulatur ist hier nun durch eine starre Schicht abgedeckt. Je mehr Gefäßwandmuskulatur so außer Funktion gesetzt wird, desto ungünstiger ist dies für die Durchblutung. Das Herz stellt sich zwar beim Ausbleiben der Hilfeleistung durch die Arterienmuskeln auf eine erhöhte Leistung ein, doch mit zunehmender Ausbreitung verkalkter Arterienwände ist der Strömungsverlust nicht mehr ganz zu kompensieren.
Diese krankhafte Entwicklung kann durch Blutüberfettung, Zuckerkrankheit oder erbliche Veranlagung noch zusätzlich ungünstig beeinflußt werden.

d) Erhöhte Blutfette

Blutfette werden nicht nur durch fettreiche Nahrung produziert. Die Leber wandelt im Körper auch Kohlenhydrate in Fette um. So ist ein Großteil des Blutfettanteils auf zu hohen Zuckerverbrauch beziehungsweise auf Genuß von Süßigkeiten zurückzuführen.
Zum bekanntesten Blutfettstoff wurde Anfang der sechziger Jahre das schon vor 200 Jahren entdeckte Cholesterin. Über zwanzig Jahre lang galt das Cholesterin als Hauptschuldiger an jeder Blutüberfettung. Zur Feststellung des Blutfettgehalts wurde deshalb einfach der Cholesterinspiegel

gemessen. War er erhöht, kam dann meist die Empfehlung, tierische Fette aus Butter, Milch und Fleisch unbedingt zu meiden. Pflanzliche Fette und Öle sollten dagegen eine Senkung des Cholesterinspiegels garantieren, was die Margarineindustrie zu einer gewaltigen Werbekampagne nutzte. Damit war der Begriff »Cholesterin« in aller Munde.
Ende der siebziger Jahre setzte sich dann die von einigen Forschern schon lange vertretene Ansicht durch, daß der Gesamtcholesterinspiegel, wie er bisher in den ärztlichen Labors gemessen wurde, über den eigentlichen Blutfettgehalt nichts aussagen kann. In Wahrheit handelt es sich bei dieser Zahl nur um die Summe der Menge aus vier »Lipoproteinen«, von denen keinesfalls alle gesundheitsschädlich sind. Cholesterin an sich ist ein lebenswichtiger Stoff, der im Körper viel gebraucht und überwiegend selbst erzeugt wird. Cholesterin schwimmt aber nicht einfach nur im Blut, sondern ist an Transporteiweißstoffe gebunden – und diese Fettstoff- und Eiweißstoffverbindungen werden Lipoproteine genannt. Von größter Bedeutung für Blut und Blutgefäße sind die beiden folgenden Formen dieses Stoffes:
HDL (= HIGH-DENSITY-LIPOPROTEIN)
Es besteht zu etwa 52 Prozent aus Fett und zu 48 Prozent aus Eiweiß. Damit ist es von hoher Dichte.
LDL (= LOW-DENSITY-LIPOPROTEIN)
Zu 21 Prozent aus Eiweiß und zu 79 Prozent aus Fett bestehend, davon wiederum zu 42 Prozent aus Cholesterin, ist das LDL »leichter« als das HDL, das heißt von geringerer Dichte.
Nur das an das LDL gebundene Cholesterin kann sich am Inneren der Gefäßwände ablagern. Das HDL dagegen arbeitet in höchst wünschenswerter Weise: Es befördert überschüssiges Cholesterin aus dem Kreislauf zur Leber und zu den Ausscheidungsorganen. Die HDL-Cholesterin-Kombination wird daher als »nützlicher« Stoff bezeichnet, der sogar zur Gesundung und zur Gesunderhaltung der Blutgefäße beitragen kann. Ein hoher HDL-Spiegel gehört amerikanischen Wissenschaftlern zufolge sogar zur erblichen Grundausstattung besonders langlebiger Familien.
Nachdem nun der Gesamt-Cholesterinspiegel uninteressant geworden ist, muß das Blut gegebenenfalls auf die Konzentration der Lipoproteinarten untersucht werden. Auf die Anteile von LDL und HDL und deren Verhältnis zueinander kommt es also an.
Erhöhte Blutfettwerte sind durch Diät leider nur in geringem Maße beeinflußbar. Trotzdem ist die Diät das wichtigste therapeutische Mittel dagegen. Von der Anwendung von Medikamenten, welche das Verhältnis der Lipoproteine zugunsten des »guten« HDL-Anteils verbessern, wird nämlich im allgemeinen abgeraten, da sie meist starke Nebenwirkungen haben. Zumindest sollte nur dann auf die Medikamente zurückgegriffen

werden, wenn die Blutüberfettung ein lebensbedrohendes Ausmaß erreicht hat. Völlig unschädlich, aber hochwirksam ist dagegen eine Behandlungskur mit der »großen Blutwäsche« (s. S. 102), die schon nach wenigen Anwendungen eine deutliche Senkung der Blutfettwerte bewirkt.
Aber keinesfalls darf beim Übergang zu blutfettsenkenden Mitteln und Therapien auf eine Diät verzichtet oder gar die Behandlung als Diätersatz betrachtet werden! Eine medikamentöse Behandlung kann Ihre eigenen Bemühungen zwar unterstützen, sie aber nie ersetzen.
Zu den eigenen Bemühungen sollte auch gehören, daß Sie ballaststoffreiche Kost zu sich nehmen, die einen regelmäßigen Stuhlgang gewährleistet. Damit verläßt täglich mehr und mehr Cholesterin auf ganz natürliche Weise ihren Körper. Bei der Verwendung von Fetten und Ölen sollten Sie unbedingt darauf achten, nur solche mit einem hohen Anteil an ungesättigten Fettsäuren zu wählen. Diese ungesättigten Fettsäuren haben nämlich die angenehme Eigenschaft, gesättigte Fette an sich zu binden. Sie wirken damit dann blutfettsenkend und entlasten Herz, Leber und Kreislauf.

Kombucha-Pilz
Hingewiesen sei noch auf einen chinesischen Heiltee, der aus dem sogenannten Kombucha-Pilz hergestellt wird. Wie es heißt, befreit dieses Getränk in einer sechsmonatigen Trinkkur nicht nur von erhöhtem Blutfettgehalt, sondern auch von Gelenkbeschwerden und Schlaflosigkeit. Das uralte Heilmittel ist auch fertig, auf Flaschen gezogen, zu beziehen, beispielsweise in den »Bioläden« und in guten Reformhäusern.

Knoblauch
Nicht zu vergessen ist natürlich der Knoblauch, ein geradezu idealer Arterienschutz. Dieses Gewürz erzeugt nämlich eine äußerst wohltuende Wirkung in unserem Körper, indem es so manche verkalkte Ader wieder durchlässiger macht und die Risikofaktoren »erhöhte Blutfettwerte« und »Bluthochdruck« positiv beeinflußt.

e) Koronarsklerose

Die Koronararterien erkranken am häufigsten an Arteriosklerose, und zwar in zunehmendem Maße nicht erst beim älteren Menschen. Die Koronarsklerose, eine Verstopfung der Herzkranzgefäße, ist eine der Hauptursachen aller Herzattacken, Herzanfälle und Angina-pectoris-Beschwerden.

f) Herzinfarkt

Es wurde bereits erwähnt, daß zu den häufigsten Folgen von Arterienverschluß hier auch der Herzinfarkt gehört. Er ist die unmittelbare Auswirkung mangelnder Blutzufuhr, wodurch Teile des Herzmuskelgewebes absterben.

Weibliche Geschlechtshormone scheinen übrigens in gewisser Weise vor koronaren Herzkrankheiten zu schützen. Das mag der Grund sein, warum diese vor den Wechseljahren bei Frauen nur sehr selten auftreten.

Zwei von drei Menschen überleben den Herzinfarkt. Wer einen Tag nach einem Infarkt noch lebt, hat schon gute Genesungschancen. Wenn nämlich die Herzschädigung tödlich ist, tritt der Tod gewöhnlich schon innerhalb von zwei Stunden nach dem Anfall ein.

Selbst gegen einen Herzinfarkt können Sie sich vorbeugend schützen. Manche Menschen sind allein vom Typ her besonders infarktgefährdet. Sie halten sich meist auch nicht an die Regeln einer gesunden, natürlichen Lebensweise.

Lebensrettend kann es sein, wenn frühzeitig eine organische Fehlentwicklung erkannt wird, von der eine Bedrohung für die Koronararterien ausgehen könnte. Sofern aber nicht Schmerzen oder Blutbefunde darauf hinweisen, an welcher Stelle sich etwa ein Gefäßverschluß vorbereitet, bedarf es zur Früherkennung sehr eingehender Untersuchungen.

Beim Verdacht auf eine solche Entwicklung sind dann gerinnungshemmende Mittel zu spritzen. Sie verdünnen das Blut, lösen Blutgerinnsel auf oder verhindern, daß sich kleine Thromben vergrößern. So kann es gelingen, die Blutversorgung des Herzmuskels aufrechtzuerhalten. Hauptproblem bei allen Herzattacken ist, daß durch die verminderte Durchblutung der Herzkranzgefäße dem Herzmuskel Sauerstoff zugeführt wird. Dieser Mangel läßt sich jedoch noch in gewissem Umfang durch die Sauerstoff-Mehrschritt-Therapie nach Prof. Dr. Manfred von Ardenne ausgleichen (s. S. 104). Somit ist die Sauerstoff-Mehrschritt-Therapie auch eine hervorragende Vorbeugungsmethode gegen jede Art von Herzinfarkt. Besonders empfehlenswert ist sie bei allen Menschen, die zusätzlich unter starkem Streß zu leiden haben. Streß ist bekanntermaßen einer der größten »Sauerstoffräuber«, die wir kennen. Aus diesem Grund sollte sich jeder Mensch, der unter starkem Streß leidet – egal ob er körperlicher oder psychischer Natur ist – regelmäßig einer Sauerstoff-Mehrschritt-Therapie unterziehen.

g) Thrombose und Embolie

Bei größeren Blutgefäßen können arteriosklerotische Herde relativ einfach herausgeschält werden. Die operative Entfernung eines Blutpfropfens (Thrombus) versucht man jedoch trotzdem nach Möglichkeit zu vermeiden. Thromben entstehen nämlich besonders häufig gerade nach einer Operation und längerem Krankenlager. Deshalb wären ein chirurgischer Eingriff und eine anschließende längere Bettlägerigkeit nur ein Versuch, den Teufel mit dem »Beelzebub« auszutreiben.

Häufig kommt es vor, daß ein Thrombus sich losreißt und dann frei in der Blutbahn Richtung Herz oder Lunge »schwimmt«. Im ersten Blutgefäß, das ihn wegen seiner Größe nicht mehr passieren läßt, entsteht ein Verschluß, also eine Embolie, weil der Embolus – wie der freischwimmende Blutthrombus genannt wird – steckenbleibt und das Gefäß blockiert. Je nachdem, um welches Gefäß es sich dabei handelt, bewirkt der Embolus eine kleine oder eine katastrophale Gefäßstörung und damit Durchblutungsstörungen.

Die gefährlichste Embolie ist die Lungenembolie. Meist fällt dabei sofort ein ganzer Lungenflügel aus und bringt den Kranken in Lebensgefahr.

h) Apoplexie (Schlaganfall)

Gefäßverkalkung und Verschlußkrankheiten, die Herz und Lunge außer Gefecht setzen können, sind natürlich auch für das Gehirn eine Gefahr. Auch dort droht Gefäßverschluß und damit der sogenannte Hirnschlag. Der Sammelbegriff für den »Gehirnschlag« lautet Schlaganfall (Apoplexie). Wer einen Schlaganfall übersteht, macht dabei einen mehr oder minder starken Persönlichkeitswandel durch, je nachdem welcher Bereich des Gehirns von der Blutleere betroffen ist. Gehirnzellen, die beim Aussetzen der Blutversorgung absterben, werden nämlich nicht mehr erneuert oder ersetzt. Es ist aber möglich, daß unversehrte Gehirnteile durch Übung Funktionen oder Erinnerungsfähigkeiten der abgestorbenen Hirnzellen bis zu einem gewissen Maß übernehmen können. Ist allerdings die Gegend des Atemzentrums in Mitleidenschaft gezogen, ist eine Rettung meist nicht mehr möglich: Die Atmung setzt aus, und der Mensch stirbt innerhalb weniger Minuten.

Im allgemeinen werden nur 30 Prozent aller Opfer eines Schlaganfalls wieder völlig hergestellt. Bei etwa 15 Prozent bleibt eine dauernde Schwerbehinderung zurück. Die restlichen 55 Prozent behalten einige bleibende Schäden zurück, können damit aber ein verhältnismäßig normales Leben führen. Diese sehr unterschiedlichen Folgen eines Schlaganfalls hängen davon ab, wie lange der Sauerstoffentzug dauert und welche Gehirnteile geschädigt wurden.

Nicht zuletzt hängt der Grad der Genesung von der Mitarbeit des Patienten ab – seinem Willen, wieder gesund zu werden oder trotz seiner Lähmung seine frühere Arbeit wieder aufzunehmen.

i) Cerebralsklerose

Wegen der im Nervensystem angerichteten Schäden und der Auswirkung auf die Persönlichkeit wird die Arteriosklerose, die sich auf Kopf und Gehirn erstreckt, als sogenannte Cerebralsklerose bezeichnet. Sie entspricht dem, was der Volksmund »Gehirnverkalkung« nennt. Sowohl an dieser sich langsam entwickelnden Durchblutungsstörung des Gehirns als auch an dem plötzlich auftretenden Schlaganfall kann aber das Herz mitbeteiligt sein – nämlich immer dann, wenn es nicht mehr in der Lage ist, die Blutversorgung der Gehirngefäße zu gewährleisten. Doch ob nun Herzinfarkt, Thrombose, Embolie oder Schlaganfall – stets handelt es sich um überwiegend altersbedingte Beschwerden, auf die ich später noch zurückkommen werde.

j) Periphere Durchblutungsstörungen

Die folgenreichsten und die am meisten verbreiteten Durchblutungsstörungen, mit denen sich das Gefäßsystem oft über einigen Lebensjahrzehnte hinweg abzuplagen hat, beginnen in Armen und Beinen, also an der »Peripherie« unseres Körpers. Oft lernt der Mensch schon im Kindesalter damit umzugehen: Wenn Gliedmaßen »einschlafen«, hilft nur Bewegung. Wenn infolge einer Verkrampfung der Kapillargefäße Hände und Füße ständig eiskalt sind, versucht man es fast automatisch mit Wechselbädern oder wollenen Strümpfen.

Derart harmlose Störungen sind meist noch rein funktionell. Sie beruhen auf Fehlsteuerungen, die vom vegetativen Nervensystem ausgehen – zum Beispiel bei Umwelteinflüssen wie plötzlichem Witterungswechsel oder ganz einfach einem individuell schlechten Körperzustand. Solch einfache Durchblutungsstörungen sind selten gefährlich, haben aber so unangenehme Begleiterscheinungen wie Leistungsschwäche, Müdigkeit, Hitze- oder Kältegefühl und feuchte Hände. Bestehen die Beschwerden jedoch langfristig, können sie durchaus zu organischen Veränderungen führen.

Schon mit Saunabaden, Trockenbürsten, Wechselduschen und etwas körperlichem Training können Sie jedoch hier »Erste Hilfe« für sich selbst betreiben und Besserung erzielen.

k) Krampfadern (Varizen)

Alle Durchblutungsstörungen sind mehr oder weniger im Zusammenhang mit dem Altern zu sehen, mit Gefäßabnutzungserscheinungen und der allgegenwärtigen Arteriosklerose.

Eine Ausnahme bilden jedoch die Krampfadern. So manche junge Frau hat darunter schon seit der Geburt ihres ersten Kindes zu leiden. Viele Be-

schwerden werden dabei durch die Lebensweise ausgelöst, die uns der Beruf aufzwingt: Zu vieles und zu langes Sitzen blockiert die Durchblutung und den Lymphfluß, stundenlanges Stehen führt zu einer einseitigen Gefäßbelastung mit Schädigung der Rückstauklappen an den Beinvenen. Der verlangsamte Rückfluß des venösen Blutes führt dabei zur Schwellung der Unterschenkel, da vermehrt Flüssigkeit in die Gewebsspalten eindringt. Das Lymphsystem kommt mit dem Absaugen um so weniger nach, je länger die stehende Tätigkeit andauert, denn auch der Abtransport überflüssiger Gewebsflüssigkeit muß gegen die Schwerkraft von unten nach oben erfolgen. Am besten ist es noch immer, wenn Sie die Beine hochlegen und so für Abflußmöglichkeit sorgen. Und nicht erst am Abend, sondern möglichst schon während der Arbeitspausen am Arbeitsplatz.
Krampfadern sind eine Folge von Defekten in den Venen. In den Extremitäten wird das Blut über viele Venenstränge zum Herzen beziehungsweise zur großen Hohlvene zurückgeleitet. Die Hauptmenge des Blutstromes fließt dabei in den »tiefen« Venen, die in die Muskulatur eingebettet sind. Ein kleinerer Teil des Blutes durchquert dünne, geschlängelte Venen, die über der netzartigen Muskelhülle unter der Haut liegen. Außerdem durchdringen querliegende, kurze Adern in kurzen Abständen die Muskelhülle, wodurch die tiefen und die oberflächlichen Venen miteinander verbunden werden. Normalerweise »entlasten« sich die oberflächlichen Venen, wenn es zum Beispiel in den Beinen zu Stauungen kommt. Dann dringt das angestaute venöse Blut durch die Queräderchen in die kräftigeren tiefen Venen. Rückstauklappen in den Queräderchen verhindern dabei, daß das Blut wieder zu den oberflächlichen Venen zurückfließt. Sind nun diese Klappen aber erschlafft, kann sich der Strom umkehren, und das Blut wird von den tiefen in die oberflächlichen Venen gepumpt. Diese sind aber mit ihrer dünnen Wandung gar nicht auf den vollen Blutdruck und das stoßweise Pumpen der Muskulatur eingerichtet. Die Folge ist, daß zuviel Blut zu lange an der gleichen Stelle verbleibt. Dadurch werden die Venen stark ausgedehnt, und es entstehen Krampfadern.
Besonders anfällig dafür sind die Unterschenkel. Hier treten die Oberflächenvenen als harte, dunkle Gebilde äußerst unschön und meist auch schmerzhaft in Erscheinung. Naturgemäß wird im Bereich solch brüchiger Venen die Haut nicht mehr normal mit Blut versorgt und entschlackt. Durch die verlangsamte Zirkulation können sich dadurch Geschwüre bilden: Offene Stellen, die sich bis zu »offenen Beinen« ausbreiten – wenn nicht rechtzeitig etwas unternommen wird!
Die gleichen Erscheinungen treten unter Umständen auch als Begleiterkrankungen auf, wenn die tiefen Venen durch eine Thrombose geschädigt sind und deshalb das venöse Blut in die oberflächlichen Venen umgeleitet wird.

3. Altersbedingte Störungen

Alle besprochenen altersbedingten Störungen des Gefäßsystems sind selbstverständlich in irgendeiner Weise vom Alter des Organismus abhängig. Das Altern ist ein normaler biologischer Vorgang, der schon kurz nach Ende des Wachstums, so um das 22. Lebensjahr herum, beginnt. Die verschiedenen Funktionen des Körpers lassen von da an stetig nach.
Das gilt jedoch nicht gleichermaßen für alle Organe und erst recht nicht für alle Menschen. Das Altern ist abhängig von der Rasse und von der in einem Gebiet gültigen, durchschnittlichen Lebenserwartung. In Europa gehört ein Mensch mit etwa 65 Jahren zu den »Alten«. Viele Inder aber sind objektiv gesehen schon mit 45 Jahren körperlich auf dem Stand eines deutschen Rentners und damit »alt«.
Vom fünfundzwanzigsten Lebensjahr an wird der Mensch kleiner. Der Wassergehalt der Haut nimmt allmählich ab, sie wird unelastisch und verewigt die häufigsten Bewegungen des Mienenspiels in Falten und Fältchen. Auch das Blut zirkuliert im Alter langsamer, denn selbst der mit den Jahren ansteigende Blutdruck hat nicht die Kraft, all die Hindernisse auszugleichen, die sich in den gealterten Blutgefäßen dem Blutstrom entgegenstellen. Inbegriff der nicht mehr zu beseitigenden, altersbedingten Störungen des Gefäßsystems ist demnach auch die ausgebildete Arteriosklerose, die den Kreislauf behindert. Diese Form der »Arterienverkalkung« wird in über 90 Prozent der Fälle erst bei älteren Menschen festgestellt.
Mit zunehmendem Alter werden auch die unwillkürlichen Atemzüge immer flacher. Die Ausdehnung der Lunge wird durch eine Verhärtung des ganzen Brustkorb-Zellgewebes behindert. So schafft der Siebzigjährige mit einem Atemzug nur noch die Hälfte der Luftmenge, die ein Zwanzigjähriger aufnimmt, das heißt, etwa drei statt früher sechs Liter Frischluft. Hier setzt dann auch die schon mehrfach erwähnte Sauerstoff-Mehrschritt-Therapie von Prof. Dr. von Ardenne an, mit der auch alternde Menschen wieder die volle Sauerstoffaufnahme eines Jünglings erreichen können. Doch dazu mehr ab Seite 104.
Ewiges Leben ist nicht nur biologisch unmöglich, sondern auch keines Menschen wirkliches Ziel. Was erreicht werden kann, ist ein beschwerdefreies Leben im Alter. Sport kann dann viel dazu beitragen, das Wohlbefinden zu erhalten. Erwiesenermaßen ist die durch sportliche Betätigung erreichbare Stärkung bestimmter Organe und Muskeln ein wichtiger Faktor, um die Lebensdauer zu verlängern.
Sicherlich eröffnet die noch in den Anfängen steckende Gentechnologie einmal die Möglichkeit, einen Organismus bis hin zur doppelten Lebenserwartung von heute umzuprogrammieren. Aber bekanntlich fragt man

sich in der Medizin schon seit längerem, ob man wirklich alles tun soll, was technisch möglich ist – zum Beispiel einem hoffnungslos Leidenden um jeden Preis das Leben zu verlängern. Langlebigkeit künstlich vorherzuplanen ist daher ein sehr umstrittenes Thema. Sinnvolles Ziel von Eingriffen in die Erbfaktoren wäre dagegen, die Leistungsfähigkeit bestimmter wichtiger Organe zu verbessern und ihre Lebensdauer dem Altern des ganzen Körpers anzupassen. Ideal wäre eine solche Vorsorge für das Gehirn.

Das Gehirn fängt relativ früh an zu »altern«. Bereits vom dritten Lebensjahrzehnt an verliert es täglich einige zehntausend Zellen, die nicht mehr ersetzt werden. Die Zellteilung findet in dieser Region bereits nicht mehr statt. Treten durch Herzanfälle, epileptische Krämpfe, Schlaganfälle und dergleichen mehr Durchblutungsstörungen auf, ist jedesmal ein zusätzlicher Verlust von Gehirnzellen zu verzeichnen. Daher wird die Arteriosklerose besonders spürbar in der Form einer vorzeitigen Verkalkung der Gehirnarterien (Cerebralsklerose). Es zeigt sich ein Nachlassen wichtiger Steuerungsfunktionen des Nervensystems und/oder des Gedächtnisses. Besonders auffällig ist die Vergeßlichkeit, die ständig zunimmt, sofern der Mensch nicht andauernd geistig gefordert wird. Der Streß geistiger Anspannung hat offenbar »Trainingswirkung«. Er bewirkt, daß gesunde Gehirnpartien sich der Funktion annehmen, zu denen die geschädigten Teile nicht mehr taugen.

Typisch für das Älterwerden ist das Hervortreten des Langzeit-Erinnerungsvermögens, oft auch verbunden mit einem abnormen Festhalten an überholten Meinungen oder plötzlich gefaßten Ideen. Auch dieser Altersstarrsinn ist nichts anderes als eine Folge gealterter Blutgefäße und der verminderten Durchblutung. Trotz der diversen anderen Ursachen, die den Alterungsprozeß bestimmen, gilt daher immer noch der Ausspruch, der in den fünfziger Jahren bei einem medizinischen Kongreß fiel und zum geflügelten Wort geworden ist: »Der Mensch ist so alt wie seine Gefäße.«

2. Teil
Die wichtigsten Gefäßerkrankungen

Jede Vorbeugung und Selbsttherapie, die in diesem Teil des Buches als Maßnahme zur Verbesserung Ihrer Durchblutungssituation empfohlen wird, umfaßt auch eine naturgemäße, gesunde Ernährung. In all meinen Büchern lege ich Ihnen die Umstellung auf Vollwertkost nahe, auf zellulosereiche Ballaststoffe wie Vollkornprodukte, Obst, Salat und Gemüse, auf eine möglichst fleisch-, salz- und zuckerfreie Ernährung.

Das Thema Ernährung hat eine zentrale Bedeutung. Denn unsere gängige »Zivilisationskost« ist daran schuld, daß Kreislauf- und Gefäßerkrankungen in solchem Maße zunehmen. In manchen Gegenden der Erde kommen altersbedingte Störungen des Blutgefäßsystems praktisch nicht vor. Die Untersuchung dieser ungleichmäßigen Verteilung hat den ursächlichen Zusammenhang zwischen Gefäßerkrankung und dem Vorliegen der vier wichtigsten Risikofaktoren – nicht naturgemäße Ernährung, Bewegungsmangel, Alkohol- und Nikotingenuß – eindeutig bewiesen. In einigen Gebieten Schwarzafrikas, in denen seit Generationen vornehmlich nur Maisfladen, Bananen und Hülsenfrüchte gegessen werden, sind Herz- und Gefäßerkrankungen, Krampfadern und Hämorrhoiden unbekannt. Auch Verschlußkrankheiten mit Todesfolge spielen in der Sterbestatistik keine Rolle. Sobald sich jedoch Einwohner afrikanischer Länder in Europa unseren Lebensstil angewöhnen, sind sie bald gegen Gefäßerkrankungen ebensowenig gefeit wie wir Europäer.

Bequeme Schlemmerei, blauer Dunst und Alkohol sind mit einem gesunden Gefäßsystem eben nicht zu vereinbaren.

Sich auf eine gesunde Lebensweise umzustellen ist weder eine langwierige Sache, noch belastend wie eine Schlankheitskur. Wer die Umstellung nach und nach erreicht hat, will von selbst nicht mehr zurück. Ohne »Überwachung« erfreut er sich des neuen Gefühls der Leichtigkeit, Leistungsfähigkeit und Jugend, das ihn nach einiger Zeit überkommen wird. Wie von selbst stellt sich der Körper auf veränderte und verminderte Bedürfnisse um, so daß zum Beispiel Süßigkeiten und große Fleischportionen dann eher Abscheu hervorrufen als Appetit. Eine gewisse Gewichtsabnahme tritt infolge der Entschlackung wie nebenbei ein. Daraus und aus einer verbesserten Blut-Sauerstoff-Versorgung der Zellen resultiert ein ungewohntes, neues Wohlbefinden. Es werden keine Kalorien gezählt, aber es tritt Sättigung ein, sobald der echte Nahrungsbedarf des Körpers gedeckt ist.

In den Fitneßprogrammen der Kuranstalten und Altenheime gehört eine sättigende Diät ebenso zur »Basisbehandlung« wie Bewegungstraining mit Atem- und Entspannungsübungen und der Verzicht auf Nikotin. Ehemals lethargische Menschen werden dadurch motiviert. Sie merken sehr wohl, daß ihr gutes Befinden nun von Dauer ist, während sie beim früheren bloßen Pillenschlucken nur kurzfristige Besserung verspürten. Das alles steigert nicht nur die Lebensfreude, sondern auch die Bereitschaft, mit der eigenen Gesundheit sorgsamer umzugehen. Beschwerden wie Durchblutungsstörungen fallen nun besonders auf und steigern die Bereitschaft zum »Gefäßtraining«.

Auch für die Erkrankung im Gefäßsystem gilt, daß eine Früherkennung von Vorteil ist. Gerade Durchblutungsstörungen werden nur geheilt, wenn rechtzeitig die Selbsttherapie einsetzt oder eine natürliche Behandlung durch einen Heilpraktiker oder Arzt für Naturheilverfahren durchgeführt wird.

Sie sollten daher auf die Warnzeichen Ihres Körpers achten, die auf den folgenden Seiten besprochen werden. Oft sind es Kleinigkeiten, die als Vorboten dauernder Gefäßschädigung gelten müssen.

Wenn ich jetzt auf die Anzeichen zu sprechen komme, die auf Gefäßerkrankungen hindeuten, so unterscheide ich zwischen Beschwerden, die aus dem Venensystem kommen, und solchen, die auf Störungen in Arterien zurückzuführen sind. Gleichzeitig erfahren Sie in den entsprechenden Abschnitten auch, welche Vorbeugungs- und Heilungsmöglichkeiten bei diesen Beschwerden jeweils möglich sind.

A. Die wichtigsten Venenerkrankungen – vorbeugen, erkennen und behandeln

Venöse Störungen spielen sich in fast 90 Prozent aller Fälle in den Beinen ab. Leicht erkennbar sind zum Beispiel die oberflächlichen Krampfadern sowie später die Geschwüre an den »offenen Beinen«. Manche Venenstörungen haben mehrere Ursachen gleichzeitig. Ferner sind die Symptome oft gleich oder ähnlich, wenn verschiedenartige Venenerkrankungen die gemeinsame Ursache sind. Die Ärzte sprechen daher vom varikösen Symptomenkomplex – so bezeichnet nach dem Fachausdruck für erweiterte Venen, nämlich »Varizen«. Es ist also noch eine nähere Diagnose nötig, bevor der Behandler Ihnen eine wirklich erfolgversprechende Therapie vorschlagen kann. Auf eigene Faust sollten Sie deshalb nur *Vorbeugungs*maßnahmen treffen und keine Heilungsversuche machen. Erst wenn Ihnen Ihr fachkundiger Behandler genau gesagt hat, unter welcher Krankheit Sie leiden und wo deren eigentliche Ursachen liegen, sollten

Sie in Absprache mit ihm seine Therapie noch durch eigene Maßnahmen unterstützen.
Wählen Sie auch nicht ohne Rückfrage bei Ihrem Arzt oder Heilpraktiker aus dem Angebot der in Apotheken frei erhältlichen Mittel gegen Durchblutungsstörungen irgend etwas nach Belieben aus. Einige davon haben nämlich starke Nebenwirkungen. Aber wenn auch die meisten davon ganz unbedenklich sein mögen, so kann es doch passieren, daß das betreffende Mittel gerade zu Ihrem Organismus überhaupt nicht paßt. Bei einer Ganzheitstherapie aber, die wirklich helfen soll, muß darauf jedoch genauestens geachtet werden! Die Übergänge zwischen den venösen Beinleiden sind fließend. Das liegt daran, daß eine Erkrankung allmählich aus der anderen entsteht. Wie die meisten Gefäßerkrankungen entwickeln sich auch die venösen Störungen in langen, zunächst beschwerdefreien Zeiträumen. Damit Sie nun eine Frühbehandlung möglichst nicht versäumen, ist es wichtig, erste Anzeichen nicht zu übersehen. Denn schon das darauffolgende, fortgeschrittene Stadium macht sich unangenehm bemerkbar. Sie müssen also in der Lage sein, die Störungen wenigstens ungefähr zu erkennen, schon allein um dem Arzt Ihre Beschwerden einigermaßen genau schildern zu können.
Die wichtigsten Venenerkrankungen, von denen sich einige zu chronischen Leiden auswachsen können, möchte ich hier zusammenfassen:

- Krampfadern (Varizen);
- Entzündung der oberflächlichen Venen (Thrombophlebitis);
- Entzündung der tiefen Venen (Phlebitis), bei Neigung zum Verschluß durch Gerinnung (und zur Unterscheidung von arteriellen Verschlußkrankheiten) auch als Phlebothrombose bezeichnet;
- offene Beine, Unterschenkelgeschwür (Ulcus cruris);
- Schwellungen des Beines (Ödeme) durch überflüssige Gewebsflüssigkeit;
- müde Beine als allgemeines Symptom für Blutstauungen in erschlafften Venen, für Entzündungen und Thrombose – meistens einhergehend mit Schweregefühl;
- Hämorrhoiden; diese sind nichts anderes als erkrankte Venen im Enddarm und am After.

In den beiden folgenden Abschnitten finden Sie die typischen Kriterien für die genannten Venenerkrankungen zusammengestellt – und zwar nach zwei »Erkennungsstufen«:
1. »Erste Warnzeichen« und
2. »Ab jetzt droht Gefahr«.
Vergleichen Sie die genannten Symptome bitte mit denen für arterielle Erkrankungen (S. 46)!

1. Die ersten Warnzeichen bei Venenerkrankungen

Warnzeichen, die Sie registrieren sollten, sind folgende:

- immer wiederkehrendes Kribbeln, Taubsein, sowie Juckreiz an bestimmten Stellen der Gliedmaßen;
- Spannungsgefühl zum Beispiel an einer Partie der Oberschenkelhaut;
- Gliederschwere, dazu zählen auch die »müden Beine«;
- »ruhelose Beine«; sie sind ebensooft auf Durchblutungsstörungen zurückzuführen wie auf Nervenentzündungen, allgemeine Nervosität oder Blutarmut;
- anhaltende leichte Schmerzen (brennend, stechend, krampfartig) besonders in der Wade; häufiges Symptom für das Entstehen eines Blutgerinnsels;
- druckempfindliche, bandförmig langestreckte Zonen im Bein- oder Armbereich; auch seitlich am Brustkorb und am Unterbauch vorkommend;
- Neigung zu Wadenkrämpfen (kann auch auf Überanstrengung der Beinmuskulatur zurückzuführen sein);
- rasche Ermüdung einer Extremität (Arm oder Bein);
- im Tagesverlauf rasch zunehmende Schwellung der Knöchel, vor allem bei längerem Stehen oder Sitzen. Sie zeigt an, daß der Venen- und Lymphabfluß gestört ist: Im Gewebe staut sich Flüssigkeit (Wasser);
- Schwellung bei nur einem Fußknöchel ohne Schmerz: Weist auf Durchblutungsstörungen der betreffenden Beinvenen hin;
- Hitzegefühl im Bein (Zeichen für eine Venenentzündung);
- Rötung eines Beines, meist Hitzegefühl und Schmerz zugleich, häufig auch mit Juckreiz verbunden;
- fühlbare Erweiterung von Krampfadern (ohne Schmerz);
- schlecht verheilende Wunden unterhalb der Knie (Zeichen für mangelhaft versorgtes Gewebe).

Wenn auf Grund dieser Anzeichen die Diagnose so früh gestellt wird, daß Gegenmaßnahmen rechtzeitig eingeleitet werden können, kommen Sie um weitere, häufige Arztbesuche oder klinische Behandlungen meist herum. Die Besserung oder Beseitigung der Beschwerden ist dann ohne Beeinträchtigung Ihrer Leistungsfähigkeit noch durch eine geeignete Therapie schnell zu erreichen, wobei nach erfolgter Diagnose durch einen Fachmann die Selbsttherapie meist ausreicht. So vermeiden Sie dann auch, daß es zu den Symptomen kommt, die bereits Gefahr signalisieren und fachmännischer Behandlung bedürfen.

2. Ab jetzt droht Gefahr – Venenleiden, die unter Kontrolle gehalten werden müssen

Natürlich ist es nicht immer einfach, zwischen den ersten mehr oder weniger harmlosen Anzeichen und akuten Krankheitssymptomen, die einer sofortigen Behandlung durch einen Fachmann bedürfen, zu unterscheiden. Aus diesem Grund kann ich nur raten, lieber einmal zuviel als einmal zuwenig den Gang zum Arzt oder Heilpraktiker zu machen, damit keine gefährlichen Symptome übersehen werden.
Tritt aber eines der nachstehend genannten Krankheitszeichen auf, ist auf jeden Fall Eile geboten, denn diese Zeichen sind als »echte Gefahrsignale« zu verstehen:

- Flüssigkeitsansammlungen (Ödeme) im Bindegewebe um bestehende Krampfadern;
- Schwellungen (Ödeme), bei denen sich die Haut blau verfärbt. Sie treten vor allem in der Nähe von tiefen Venen auf, die eine Thrombose überstanden haben – oft noch Jahre nach der Ersterkrankung. Häufig bilden sich dabei auch Hautekzeme und Geschwüre;
- plötzlich neuauftretende oberflächliche Krampfadern. Sie sind meist das Symptom für ernsthafte, von entzündlichen Prozessen begleitete Abflußbehinderungen in den tiefen Venen;
- Auftreten von ständigem dumpfem Schmerz in bisher beschwerdefreien oberflächlichen Krampfadern, mitunter von Verfärbungen begleitet;
- Beeinträchtigung der Gehfähigkeit bei Venenentzündungen in der Nähe eines Gelenks (z.B. am Knie);
- Krankheitsgefühl allgemeiner Art (Fieber, Pulsbeschleunigung usw.) in Verbindung mit Wadenkrampfneigung und quälendem Schweregefühl in den Beinen;
- ziehende Wadenschmerzen mit empfindlichen Druckpunkten. Hier besteht der Verdacht auf eine Thrombose in der Nähe der schmerzenden Stelle, also auf Venenverschluß durch ein Blutgerinnsel. Befindet sich der Thrombus in höhergelegenen Venen, so entstehen die ziehenden Schmerzen in Oberschenkel, Hüfte oder Kreuz. Für eine Beckenvenen-Thrombose charakteristisch sind Kreuzschmerzen, die durch Muskelstöße jeweils verstärkt werden;
- Heraustreten knäuelförmiger Venenschlingen an den Unterschenkeln oder in Knienähe. Selbst wenn dadurch kaum Schmerz verursacht wird und wenn Sie die unschönen Knoten in Kauf nehmen möchten: solche Wucherungen können sich entzünden und dann ein Schritt sein zum Geschwür (»offenes Bein«);

– »offene Beine«, also Geschwüre und nicht mehr verheilende, großflächige Wunden, die meist als Komplikation anderer Venenerkrankungen auftreten. Auslösendes Moment kann hier eine Verletzung oder ein Insektenstich sein. Unbehandelt breiten sich die Geschwüre oft über das ganze Bein aus, wobei die Haut mangels Blutzufuhr abstirbt. In der Medizin wird das offene Bein als »Ulcus cruris« bezeichnet.

B. Die wichtigsten Arterienerkrankungen

Das Arteriensystem wird – davon war in Teil 1 ausführlich die Rede – in allen Teilen des Körpers von Arteriosklerose (Adernverkalkung) bedroht. Wichtige Organe wie Herz und Gehirn können durch einen Arterienverschluß schlagartig von der Blut- und Sauerstoffversorgung abgeschnitten werden und dadurch ausfallen.
Gleich nach Gehirn- und Herzattacken folgen jedoch auch bei den arteriellen Durchblutungsstörungen Erkrankungen der Beine als häufigste Krankheitserscheinungen.
Größer noch als das Angebot an venenwirksamen Arzneimitteln ist in den Apotheken das Angebot an Medikamenten, die ohne Rezept zur Selbsttherapie von arteriellen Durchblutungsstörungen eingesetzt werden können. Doch manche »Kurpackung« hält bei weitem nicht das, was der Begleitzettel an wundersamen Verbesserungen des Gefäßzustandes verspricht. Daher gilt auch hier: Vergewissern Sie sich erst bei Ihrem Behandler, ob man die oft langfristige und daher auch teure Einnahme solcher Mittel guten Gewissens auf sich nehmen sollte oder nicht. Nur Ihr Behandler kann Ihnen sagen, welches Präparat für Sie das richtige ist, die meiste Wirkung bringt und die wenigsten Nebenwirkungen hat.
Arterielle Gefäßerkrankungen können jahrzehntelang unerkannt bleiben, wenn man sich nicht darum kümmert. Diese Durchblutungsstörungen werden nämlich erst beschwerlich, wenn sich der Querschnitt der betroffenen Arterien um mehr als zwei Drittel der inneren Weite (»Gefäßvolumen«) einer gesunden Schlagader verengt hat. Zu den vorbeugenden Maßnahmen, die in Abschnitt C empfohlen werden, gehören daher auch Vorsorgeuntersuchungen des Blutes. Auch die regelmäßige Blutdruckmessung spielt dabei wieder eine wichtige Rolle. Die frühzeitige Behandlung des hohen Blutdrucks ist nämlich eine Grundvoraussetzung für eine erfolgreiche Bekämpfung der meisten arteriellen Durchblutungsstörungen.
Auch die anderen Risikofaktoren wie Zuckerkrankheit (Diabetes), Blutfettvermehrung und Rauchen müssen selbstverständlich so frühzeitig wie möglich behandelt beziehungsweise beseitigt werden. Typisch für Arte-

rienerkrankungen ist, daß sich ganz plötzlich lebensbedrohliche Situationen ergeben können. Daher ist es ungemein wichtig – und oftmals lebensrettend –, daß Sie arterielle Durchblutungsstörungen beziehungsweise ihre Verschlechterung rasch erkennen.
Entsprechend dem Kapitel über venöse Erkrankungen folgen hier deshalb die neun wichtigsten Arterienerkrankungen.

1. Kalte Hände und Füße, oft mit Neigung zu Fußkrämpfen.
2. Verengung des für den Durchfluß zur Verfügung stehenden offenen Arterienquerschnitts – zum Beispiel durch Verhärtung infolge Bluthochdrucks und Tabakgenusses sowie durch Einlagerung von »Plaques« infolge von Arteriosklerose. Bei Veranlagung tritt diese Krankheit auch in jüngeren Lebensjahren auf. Die arterielle Thrombose entsteht als Blutgerinnsel wie bei den Venen, wird jedoch selten von einer Entzündung begleitet. Sie ist ebenso wie die möglicherweise daraus folgende Embolie eine der Ursachen für einen Arterienverschluß.
3. Erhöhung des Augendrucks; meist werden dabei die Blutgefäße als rote Äderchen sichtbar.
4. Platzen von Gehirnarterien durch zu hohen Blutdruck (Schlaganfall), oft mit der Folge einseitiger Körperlähmung.
5. Gefäßverschluß in den Gehirnarterien; tritt auf durch Embolie, schwere Arteriosklerose oder Fehlfunktionen des Herzens. Die Folge sind Ausfallerscheinungen des Gedächtnisses, Verlust mancher Steuerfunktionen des Gehirns (sogenannte Cerebralsklerose-Folgen) oder tödlicher Gehirnschlag.
6. Herzinfarkt; Unterbrechung der Blutversorgung des Herzmuskels nach Verschluß wichtiger Herzkranzgefäße (Koronarsklerose).
7. »Schaufensterkrankheit« (Claudicatio intermittens – unterbrochenes Hinken) wegen schweren Durchblutungsmangels in einer Beinarterie. Dieses Leiden kann sich dann zum »Raucherbein« entwickeln, vor allen Dingen natürlich, wenn der Patient dem Nikotin fleißig zuspricht.
8. Gangrän oder »Brand«-Gewebe, das von der Versorgung mit frischem arteriellem Blut durch Gefäßzerstörungen und Verschluß abgeschnitten ist, stirbt allmählich ab und verfärbt sich bläulich-schwarz. Die toten Zellen faulen ab. Damit sie nicht noch das Blut vergiften, muß amputiert werden. Diese Krankheit tritt fast ausschließlich an den Beinen auf.
9. Entzündungen von Arterien auf der Innenwandung. Meist ist das eine Folge gleichzeitiger Erkrankungen an infektiösen Krankheiten oder Rheuma.

Rechtzeitiges Erkennen von arteriellen Erkrankungen ist oft lebenswichtig. Die meisten arteriellen Erkrankungen sind nämlich dann, wenn sie deutlich spürbar sind und endlich beachtet werden, bereits ziemlich schwerwiegend. Um so wichtiger ist es, daß Sie peinlichst genau auf die ersten Warnzeichen achten.

1. Die ersten Warnzeichen bei Arterienerkrankungen

Schon mehrfach habe ich darauf hingewiesen, daß Sie bereits dann für arterielle Erkrankungen anfällig sind, wenn bei Ihnen die entsprechenden Risikofaktoren in puncto Lebensweise vorliegen oder Sie an Krankheiten leiden, die die Durchblutung gefährden. Die beste Vorbeugung ist also eine geregelte und gesunde Lebensweise. Leider liegt es jedoch in der Natur des Menschen, meist erst dann zu reagieren, wenn es bereits zu spät ist. Spätestens bei den nachstehenden »Warnzeichen« sollten Sie deshalb hellhörig werden und baldmöglichst einen Untersuchungstermin bei Ihrem Arzt oder Heilpraktiker vereinbaren:

- Störendes allgemeines Kältegefühl;
- Weißwerden der Haut im Bereich der Füße, wobei sich Füße und/oder Hände kalt anfühlen;
- nicht genau bestimmbare Herzbeschwerden in längeren Zeitabständen;
- wiederkehrende Schwindelanfälle, deutliche Gedächtnisschwäche, Vergeßlichkeit, geringe Merkfähigkeit für Pläne, Eindrücke oder neue Namen;
- Störungen des Hörvermögens durch wechselhafte Durchblutung der Gefäße um das Ohr;
- Auftreten von nadelkopfgroßen, roten Knötchen in der Haut von Gesicht, Hals, Armen und Brust. Hier handelt es sich um sogenannte Gefäßspinnen, also kleine Geschlinge feinster Endarterien. Die Wucherungen weisen in der Regel auf eine Hauptkrankheit hin, wie zum Beispiel Gelenkentzündung (Arthritis), starke Schilddrüsen-Überfunktion, chronische Hepatitis (Leberentzündung) und langjährige Unterernährung.
  Diese Knötchen kommen aber auch bei Schwangerschaft vor und zeigen sich mitunter als Nebenwirkung der Einnahme von Antibabypillen.

Hier muß noch einmal deutlich gesagt werden: Alles, was über diese relativ erträglichen Störungen hinausgeht, ist schon als kritisch anzusehen. Das Vorhandensein dieser ersten Warnzeichen sollte Sie also unbedingt dazu veranlassen, geeignete Heilmaßnahmen zu ergreifen.

2. Ab jetzt droht Gefahr – Arterielle Erkrankungen, die konsequent überwacht werden müssen

Was über die Gefahrensignale bei den Venenerkrankungen schon gesagt wurde, trifft für arterielle Erkrankungen in erhöhtem Maße zu: Wer sie nicht genügend beachtet, büßt dafür mit vielen Beschwerden und sicherlich auch mit verkürzter Lebenszeit. Die im Alter fast immer auftretende Arteriosklerose ist Ausgangspunkt für die meisten der folgenden Krankheiten, die mehr oder weniger als Komplikationen der »Adernverkalkung« angesehen werden müssen. Sie sind bis auf wenige Ausnahmen als arterielle Verschlußkrankheiten anzusehen. Das Hauptproblem aber ist, die einander sehr ähnlichen Symptome der einzelnen Krankheiten richtig zu deuten. Oft ist es nicht einmal leicht, sie überhaupt zu bemerken. Vor allem dann, wenn sich der Körper viele Jahre schon mit den Vorstadien herumplagt und sich den Krankheiten angepaßt hat.

Folgende Warnzeichen melden, daß Gefahr droht:

- Schwindelgefühl, häufig das erste Zeichen einer mangelhaften Sauerstoffversorgung des Gehirns und damit ein deutlicher Hinweis auf eine Durchblutungsstörung;
- Ohrensausen – eine der am schwierigsten zu behandelnden Krankheiten. Nicht selten ist sie die Folge einer Durchblutungsstörung des Kopfes und insbesondere des Innenohres;
- immer wiederkehrende Kopfschmerzen. Sie weisen häufig auf eine arterielle Fehldurchblutung des Kopfes hin und geben damit Hinweis auf eine Schädigung der zum Gehirn führenden Schlagader;
- »Schaufensterkrankheit«. Schmerzen in den Beinen, die beim Gehen auftreten und beim Stehen wieder verschwinden. Sie zeigen an, daß die arterielle Durchblutung mangelhaft ist. Die Schmerzen sind heftig und stechend. Die Beine ermüden leicht. Der Betroffene muß stehenbleiben oder sich setzen, bis sich der Schmerz in der Wade oder Hüfte langsam gelegt hat. Grund für diese Beschwerden ist eine fortschreitende Verengung der beiden Arterien, die letztlich zu einem Verschluß führen kann. Dadurch wird dem belasteten Bein nicht mehr genügend sauer-

stoffhaltiges Blut zugeführt, und die Blutversorgung reicht nur noch für die Ruhestellung aus. Nach kurzem Ausruhen kann der Kranke dann auch wieder ein Stück gehen. Je nach der Schwere der Verengung schafft er 500, 300 oder auch nur 100 Meter Wegstrecke, bis der Schmerz dann wieder so unerträglich wird, daß er erneut stehenbleiben muß. Manche Patienten versuchen dieses Leiden vor ihren Mitmenschen zu verbergen, indem sie vor jedem Schaufenster stehenbleiben. Dies hat der Krankheit auch den Namen »Schaufensterkrankheit« eingebracht.
Da unterhalb der Gefäßverengung und des drohenden Gefäßverschlusses alle Körpergewebe nur noch sehr schlecht mit Blut versorgt werden können, treten an den betroffenen Beinen nach und nach zusätzliche Beschwerden und Symptome auf: Die Haut wird schuppig und trocken. Die Haare fallen aus, die Füße werden kalt, es bilden sich Fersengeschwüre. Es kann sein, daß die Zehennägel nicht weiter wachsen. Auf jeden Fall wird die schmerzfreie Gehstrecke immer kürzer und kürzer;

- Wadenschmerzen, die auch in Ruhestellung nicht mehr nachlassen. Diese zeigen ein fortgeschrittenes Stadium der arteriellen Durchblutungsstörung der Beine an. Vorerst kann der Patient sich damit helfen, zum Beispiel im Liegen das Bein aus dem Bett herabhängen zu lassen. Später bringt auch diese Hilfsmaßnahme keine Linderung mehr. Der Schmerz bleibt dauernd bestehen;

- »Gewebsbrand«; bei diesem Stadium ist das nicht mehr vom Blutstrom versorgte Gewebe bereits nach und nach abgestorben und hat sich dunkelbraun verfärbt. Hier ist ein trockenes Gangrän (auch »trockener Brand«) entstanden. Durch Eindringen der Fäulniskeime kommt es leicht zu einer Infektion, die dann zum »feuchten Brand« führen kann. Der »feuchte Brand« tritt oft auch als Folge von Diabetes auf. In diesem fortgeschrittenen Stadium kann dann nur noch eine intensive Behandlungskur helfen. Hat sie keinen Erfolg, ist dieAmputation der letzte Ausweg, um den Körper vor einer lebensgefährlichen Blutvergiftung zu bewahren.

Soweit darf es nicht kommen! Denn die Diagnose einer Arterienverengung oder eines Arterienverschlusses ist durch Tasten, Abhorchen und durch elektronische Geräte unschwer möglich. Je früher dann die Therapie beginnt, desto besser ist es. Mit einer gezielten Behandlung läßt sich fast immer eine »Schaufensterkrankheit« beseitigen. Injektionen in die Leistenarterie mit Ozon-Sauerstoff, durchblutungsfördernden homöopathischen und pflanzlichen Mitteln sowie Extrakten aus Kälberblut und Kälbermilz (siehe S. 114) sind dazu ebenso geeignet wie Ozon-Sauerstoff-

Begasung des betreffenden Unterschenkels, ansteigende Kreislauffußbäder, Sauerstoff-Mehrschritt-Therapie und anderes mehr (siehe dazu S. 103 bis 107).
Natürlich ist auch die aktive Mithilfe des Patienten immer von großer Wichtigkeit. Entsprechendes Lauftraining gehört ebenso dazu wie die Anwendung der Kneippschen Wassertherapie. Im folgenden Kapitel komme ich ausführlich darauf zu sprechen.

C. Wehret den Anfängen

Durchblutungsstörungen werden heute immer häufiger, in Deutschland bilden sie geradezu eine Volksseuche. Obwohl bekannt ist, daß einige Basiserkrankungen wie zum Beispiel Diabetes Durchblutungsstörungen auslösen können, sorgen in erster Linie ganz einfach die schädlichen Lebensgewohnheiten unserer Wohlstandsgesellschaft für das rapide Zunehmen dieser Krankheit. Doch keiner will auf sein »dolce vita« verzichten. Und so sehen die meisten von uns, solange nichts blau wird, anschwillt, sich entzündet oder ständig schmerzt, über alle gutgemeinten Ratschläge und deutlichen Warnzeichen lieber mit genußsüchtiger Ignoranz hinweg. Dabei ist Vorsorge nicht nur möglich, sondern schon vielfältig erprobt. Doch nach dem St.-Florians-Prinzip hofft jeder, daß es ihn nicht trifft. Zumindest so lange, bis schließlich der Ausbruch ernsthafter Erkrankungen einen hohen Tribut für die bisherige Nachlässigkeit fordert und langwierige Heilbehandlungen erzwingt.
Doch auch dabei zeigt die Erfahrung, daß noch nicht einmal tödlich verlaufende Amputationen (»brandige Füße«) in der persönlichen Umgebung des Verstorbenen nachhaltigen Eindruck machen können. Die Reaktion der Verwandten und Bekannten ist häufig nur: »Das war eben ein Sonderfall, mir kann das nie zustoßen.«
Doch das ist ein Irrtum, denn Gefäßkrankheiten sind zu einem guten Teil erbbedingt. Familienangehörige von an schweren Durchblutungsstörungen erkrankten Menschen sind daher besonders gefährdet und gehören zur Risikogruppe Nummer eins. Sie hätten also allen Grund dazu, besonders wachsam zu sein und rechtzeitig vorbeugende Maßnahmen zu ergreifen.
In meiner Praxis bin ich daher auch bemüht, in dieser Richtung Überzeugungsarbeit zu leisten. Oftmals muß ich jedoch erleben, daß die Patienten lieber eine langwierige ambulante Behandlung in Kauf nehmen, als zu Hause durch ein paar erprobte und einfache Maßnahmen wie bestimmte Verhaltens- und Ernährungsregeln den Heilungsverlauf zu beschleunigen oder wenigstens eine Verschlimmerung zu verhindern. Dabei ist die Vor-

beugung gegen arterielle und venöse Durchblutungsstörungen absolut kein Problem, und die dazu notwendigen Verhaltensmaßregeln sind von jedem leicht einzuhalten. Im folgenden Kapitel will ich Ihnen zuerst einige vorbeugende Maßnahmen für Venenerkrankungen empfehlen.

1. Wie Sie Venenerkrankungen wirksam vorbeugen können

Wenn Sie sich bereits einige Gedanken über Ihre Gesundheit machen, bevor Sie irgendwelche Beschwerden verspüren, dann sind Sie sicher auch für Vorbeugemaßnahmen gegen Venenerkrankungen aufgeschlossen. Was aber können Sie nun vorsorglich tun, damit Ihre Venen nicht krank werden? Lassen Sie mich hier nun zunächst die wichtigsten Regeln zusammenfassen, zu denen anschließend die Erläuterungen folgen:

- Tragen Sie richtige Kleidung (a);
- Achten Sie auf richtiges Sitzen, Gehen und Stehen (b);
- Nutzen Sie Ihr Badezimmer als Gesundheitszentrum (c);
- Treiben Sie Vorsorge durch verjüngende Kuren (d).

a) Tragen Sie richtige Kleidung

Alles, was unsere Blutzirkulation behindern könnte, wirkt sich ungünstig auf die Gesundheit aus. Das gilt selbstverständlich auch für unsere Kleidung. Immerhin haben wir ja heute das Glück, daß der modische Trend zu legerer Kleidung neigt. Die Modetorheiten früherer Zeiten sind damit glücklicherweise vorbei. Unsere Damen müssen sich nicht mehr in Korsette zwängen und sich damit die Luft abschnüren lassen. Auch die Herren der Schöpfung sind mittlerweile vom »Vatermörder« befreit und können damit wieder ordentlich und kräftig durchatmen. Eine Ausnahme bilden aber leider immer noch die Schuhe. Schuhe, die bequem zu tragen sind, die gut vor Kälte und Nässe schützen, den Füßen die Ausdünstung ermöglichen und die Bewegungsfreiheit nicht einschränken, sind bestenfalls in Gesundheitsfachgeschäften zu bekommen. Modisch aber sind sie allemal nicht.
Mit Rücksicht auf Ihre Venen und die gesamte Statik Ihres Körpers sollten Sie dennoch ausschließlich Schuhe tragen, die Ihren Fuß bequem einbetten und in einer natürlichen Haltung unterstützen. Das gilt besonders für die hohen Absätze bei den Damen. So sexy ein Frauenbein auch aussehen mag, das am Fuß von einem hochhackigen Pumps geziert wird, so ungesund ist dieser für die Trägerin. Hierdurch werden nicht nur Blutstauungen bis hin zu Krampfadern gefördert, sondern es kommt auch nicht

selten zu einer Verschiebung der Wirbelsäule und damit zu Kreuzschmerzen. Achten Sie also beim Schuhkauf darauf, daß Sie sich bequeme Schuhe aus natürlichem Material zulegen. Vermeiden Sie Schuhe aus Kunststoff, denn darin können Ihre Füße nicht richtig »abdünsten«. Denken Sie auch daran, daß zu enge Schuhe die Durchblutung behindern und für kalte Füße sorgen. Kaufen Sie sich Ihre Schuhe also lieber eine halbe Nummer größer, und legen Sie eine gute Sohle ein. Der Luftpuffer zwischen Fuß und Sohle sorgt für eine angenehme Temperatur im Schuh und verhindert die Auskühlung. Gerade im Winter ist dies besonders wichtig, denn kalte Füße sind nicht nur schlecht für die Durchblutung der Beine und des gesamten Organismus, sondern sie führen auch sehr schnell zu Krankheiten wie Husten, Schnupfen oder Blasen- und Nierenentzündungen.

b) Richtiges Sitzen, Gehen und Stehen

Sicherlich haben Sie es selbst schon bemerkt: Sitzen mit übereinandergeschlagenen Beinen führt sehr schnell zu Durchblutungsstörungen. Die Beine schlafen ein. Diese schlechte Sitzgewohnheit sollten Sie daher schnellstens ablegen. So vermeiden Sie Stauungen, die möglicherweise zur Ermüdung der Rückstauklappen in den großen Beinvenen führen könnten. Beim »normalen« Sitzen, bei dem beide Füße nebeneinander stehen, sollten Sie dann darauf achten, daß Sie die Beine niemals »baumeln« lassen, so wie es kleine Kinder gern tun, denn der Druck der Stuhlkante auf Ihren Unterschenkel ist bei dieser Sitzart zu stark und kann ebenfalls zu Durchblutungsstörungen führen. Achten Sie also darauf, daß Ihre Füße immer einen festen Halt haben, also auf einer Fußstütze oder fest auf dem Boden stehen. Noch besser ist es, wenn Sie Ihre Beine auf einen Stuhl legen, so daß sie möglichst etwas höher gelagert sind als Ihre »Sitzfläche«. Das Blut kann auf diese Weise viel leichter von den Füßen zurück zum Herzen fließen. Möglichst sollte dabei jedoch der ganze Unterschenkel aufliegen und nicht nur der Fuß ab der Ferse. Auch dadurch wird gewährleistet, daß keine »Druckstellen« auftreten, die wiederum Blutstauungen hervorrufen können.
Ausreichende Muskeltätigkeit ist eine sehr wichtige Voraussetzung für den Rücktransport des Blutes von den Füßen zum Herzen. Deshalb sollten Sie auch immer für ausreichende Bewegung sorgen. Denken Sie auch während Ihrer Arbeitszeit daran. Wozu Fahrstühle benutzen? Treppenhäuser sind ein idealer »Trimm-Pfad« und bringen Ihnen ein phantastisches Ausgleichstraining zur langen Schreibtischarbeit. Wenn Ihnen das Treppensteigen nicht möglich ist, sollten Sie zumindest an den bekannten »Zehenstand« denken. Stellen Sie sich dazu einfach gerade hin. Wippen

Sieabwechselnd auf die Zehen und dann wieder auf die Ferse. Sie merken schon sehr schnell, wie Ihre Wadenmuskulatur kräftig strapaziert und auf diese Weise auch der Blutfluß deutlich in Gang gebracht wird. Schwere Beine vermeiden Sie auf diese Weise ebenso wie Stauungen an den Fußknöcheln.
Was Sie am Arbeitsplatz nicht können, sollten Sie auf jeden Fall in Ihrer Freizeit nachholen. Setzen Sie sich nicht untätig vor den Fernseher, sondern gehen Sie an die frische Luft, treiben Sie Sport. Fahren Sie Rad, machen Sie einen Dauerlauf, oder gehen Sie schwimmen. Alles was Ihre Muskulatur in Schwung hält, bringt auch Ihre Durchblutung in Gang.
Liegen Sie auch nicht faul in der Sonne herum. Die dadurch entstehende Wärme auf der Haut erweitert Ihre Venen und verlangsamt Ihren Blutfluß.

c) Ihr Badezimmer als Gesundheitszentrum

Schon Pfarrer Kneipp wußte um die phantastische Wirkung des Wassers. Besonders die Anwendung kalten Wassers führt durch den Temperaturreiz bei allen Arten von venösen Erkrankungen zu einer deutlichen Linderung der Beschwerden. Auch Sie können diese Kneippsche Anwendung ohne größere Probleme in Ihrem Badezimmer durchführen. Vorher sollten Sie jedoch einige Grundregeln kennenlernen, die es bei allen Kneippschen Therapien zu beachten gilt:

- Kalt gießen oder duschen dürfen Sie nur, wenn der Körper vorgewärmt ist;
- mit den Füßen dürfen Sie auf keinen Fall im kalten Wasser stehen. Bei Kaltwasserduschen sollten Sie daher auf einen Rost oder auf ein Podest treten;
- zum Begießen verwenden Sie am besten einen Wasserschlauch von einem bis zwei Zentimeter Durchmesser, notfalls auch den Duschschlauch, von dem Sie den Duschkopf abgeschraubt haben. Der Wasserdruck ist dabei so zu regulieren, daß das Wasser aus dem senkrecht nach oben gehaltenen Schlauchende gerade fingerdick herausquillt. Der Schlauch wird mit der Öffnung etwa eine Handbreit vom Körper entfernt schräg wie ein Federhalter nach unten gehalten. So trifft das Wasser ohne zu spritzen auf die Haut und umhüllt den Körper wie ein weicher Mantel;
- Wenn Sie Ihre Kaltwasseranwendung beendet haben, sollten Sie das Wasser nur mit der Hand abstreifen, sich also nicht abtrocknen.

Kniegūß:
Besonders bewährt hat sich zur Vorbeugung gegen venöse Stauungen der Kneippsche Knieguß. Achten Sie darauf, daß der übrige Körper dabei warm bekleidet ist. So können Sie durchaus eine Jacke und kurze Shorts tragen und auf diese Weise dafür sorgen, daß der Körper nicht auskühlt. Beim Knieguß werden dann die Unterschenkel und die Füße begossen, beginnend mit der dem Herzen am weitesten entfernten Stelle, um eine »Kälteschock«-Reaktion zu vermeiden. Die ganze Prozedur des Gusses ist zwar etwas zeitaufwendiger als Duschen, aber unvergleichlich wirksamer. Und so gehen Sie vor: Richten Sie den Kaltwasserstrahl zuerst auf den rechten Fußrücken, gehen Sie dann langsam an der rechten Außenseite der Wade entlang hoch bis zur Kniekehle, und verharren Sie dort ein paar Sekunden. Wenn Sie eine Kältereaktion spüren, führen Sie den Strahl weiter an der Innenseite des rechten Unterschenkels hinab bis zum Fuß. Dort wechseln Sie dann zum linken Fuß über, an der Außenseite der linken Wade langsam hoch bis zur Kniekehle, wo Sie erneut wieder kurz innehalten, bis eine Kältereaktion spürbar ist. In diesem Moment wechseln Sie dann wieder zum rechten Unterschenkel über und führen den Wasserstrahl an der Außenseite zur Kniekehle hoch. Dort warten Sie wieder einen Moment und führen erst jetzt den Strahl über die linke Kniekehle zum linken Fuß zurück. Anschließend wird entsprechend an der Vorderseite der Unterschenkel und Knie verfahren. Auch bei der Kniescheibe sollten Sie dabei immer einige Sekunden innehalten.

Wechselwarme Unterschenkelbäder: Sehr wirkungsvoll bei Venenerkrankungen sind auch wechselwarme Unterschenkelbäder. Das warme Bad sollte bei etwa 40 Grad Celsius rund sieben Minuten dauern. Es folgt ein abschreckendes kaltes Bad etwa 10 Sekunden. Sie brauchen keine Angst davor zu haben, daß Sie frieren. Im Gegenteil, Sie werden merken, wie diese Anwendung Ihren Kreislauf deutlich belebt und Sie schließlich eine wohlige Wärme im ganzen Körper verspüren. So wie diese Güsse sind noch weitere Kneippsche Güsse wie zum Beispiel Arm-, Brust-, Bauch- oder Rückenguß zur Anregung der Durchblutung geeignet. Detaillierte Angaben darüber finden Sie im »Neuen großen Kneipp-Buch«, das ebenfalls im Ehrenwirth Verlag erschienen und im Buchhandel erhältlich ist.

d) Vorsorge durch vorbeugende Kuren

Leider leben wir in einem »Kranken«-Kassensystem, in dem für vorbeugende Behandlung nur wenig Geld zur Verfügung steht. Erst wenn der Mensch bereits krank ist, werden die Krankenkassen herangezogen, und

man versucht, die bereits ausgebrochene Krankheit zu lindern. Nicht selten ist es dann aber zu spät.
Viel einfacher wäre es, wenn wir weniger Probleme mit der Erstattung von vorbeugenden Kuren hätten. Gerade vorbeugende Maßnahmen sind bei Durchblutungsstörungen von besonderer Wichtigkeit, denn nur sie allein können dafür sorgen, daß es erst gar nicht zum Ausbrechen von Krankheiten kommt. Leider aber sind wir bei der Gesundheitsvorsorge mehr oder weniger auf uns selbst gestellt.
Doch glücklicherweise müssen wir uns zur Vorbeugung nicht unbedingt einer teuren Kur in einem noch teureren Kurort unterziehen, denn es gibt Möglichkeiten, auch ohne großen finanziellen Aufwand gegen alle Arten von Durchblutungsstörungen vorzubeugen. Diese »Kuren« können Sie ganz unproblematisch zu Hause an Ihrem Heimatort durchführen, selbst wenn Sie keinen Urlaub haben, sondern arbeiten müssen. Wählen Sie als »Kurzentrum« die Praxis eines erfahrenen Arztes oder Heilpraktikers, der die im vierten Teil dieses Buches beschriebenen Naturheilverfahren gegen Durchblutungsstörungen durchführt. Sie werden sehr bald sehen, daß die Sauerstoff-Mehrschritt-Therapie, die Ozoninjektionen, Enzympräparate, homöopathische Mittel, pflanzliche Tees und gezielte Wasseranwendungen Ihre müden Lebensgeister bald wieder in Schwung bringen und für eine gesunde Durchblutung sorgen.
Denken Sie dabei auch daran, daß zur Vorbeugung schon wenige Behandlungen ausreichen können. Ist die Krankheit aber schon ausgebrochen, werden Sie sicherlich wesentlich mehr Behandlungen brauchen, um eine Linderung oder gar Heilung zu erreichen. Vorbeugen ist deshalb allemal nicht nur besser als Heilen, sondern auch wesentlich preiswerter.

2. Wirksame Therapien für kranke Venen

Die gesunde Lebensweise und die Maßnahmen, die ich zur Vorbeugung gegen Venenerkrankungen empfohlen habe, sollen das Auftreten akuter Störungen verhindern oder zumindest stark hinauszögern. Stellen sich dennoch Beschwerden ein, sind gezielte therapeutische Maßnahmen zur Erleichterung und Heilung zu ergreifen. Solche Maßnahmen können sowohl eine vernünftige Selbsttherapie mit erprobten Hausrezepten sein als auch eine gezielte Therapie mit naturmedizinischen Heilmethoden in der Praxis eines Heilpraktikers oder Naturheilarztes.
Wenden wir uns hier zunächst ausführlich der Selbstbehandlung zu, die Sie selbstverständlich erst einsetzen sollten, wenn die zur Zeit bestehenden Beschwerden ein Fachmann als nicht ernsthaft gefährlich diagnostiziert hat.

Welche Therapien in einer Naturheilpraxis durchgeführt werden können, soll hier nur kurz erwähnt werden. Eine ausführliche Beschreibung dieser Behandlungsmethoden finden Sie im Teil vier dieses Buches.
Zu einer vernünftigen Selbstbehandlung gehört auch, daß Sie all das, was ich schon als vorbeugende Maßnahmen erwähnt habe, weiter durchführen. Wer diese Maßnahmen bisher noch nicht beherzigt hat, der sollte jetzt, wenn die ersten Beschwerden auftreten, schnellstens damit anfangen. Denn alles, was zur Vorsorge dient, ist auch im Rahmen einer Selbsttherapie oder Behandlung bei einem Fachmann unerläßlich. Schließlich nützt der beste Stützstrumpf nicht viel, wenn Sie doch nichts gegen Ihr belastendes Übergewicht tun und sich täglich vollfuttern. Dies nur als kleiner Hinweis für die Unverbesserlichen.
Folgendes können Sie nun tun, um Ihre venösen Durchblutungsstörungen und die daraus resultierenden Beschwerden zu Hause zu behandeln.

a) Krampfadern (Varizen)

- Wenn seit langem bestehende Krampfadern plötzlich zu schmerzen beginnen, hilft es bereits, wenn Sie die betreffende Stelle mit kalten Wickeln behandeln, bis sich die Beschwerden wieder legen. Wickel mit kaltem Wasser sind jedoch nur ein Notbehelf. Besser sind Wickel, die mit kaltem Kamillentee, Essig oder Alkohol getränkt sind.
- Heilsam ist auch ein Absud von Eichenrinde oder Zinnkraut, mit dem die Wickeltücher getränkt werden. Verwenden Sie dazu aber nur *alte* Stoffreste oder Tücher, denn sie werden von solchen Mitteln unansehnlich und sind kaum wieder rein zu waschen.
- Gleich morgens sollten Sie Ihre Beine kalt abwaschen und Kniegüsse machen. Führen Sie dazu den kalten Wasserstrahl aus Ihrer Handbrause (Duschkopf abschrauben) vom Fußspann bis über das Knie hinauf, und bewegen Sie ihn hier einige Sekunden hin und her. Dann geht es wieder abwärts, zuerst am rechten, dann am linken Bein. Anschließend werden die Fußsohlen kurz abgegossen. Danach gehen Sie zur Erwärmung umher.
- Anschließend an diese Anwendung empfiehlt es sich, die Beine mit Arnikaöl einzureiben. Streichen Sie dabei das Öl von den Fußknöcheln aufwärts bis zur Leiste gut aus. Diese Prozedur können Sie abends wiederholen.
- Zusätzlich sollten Sie auch Wassertreten. Lassen Sie ungefähr eine Handbreit Wasser in Ihre Badewanne ein, und gehen Sie mit nackten Füßen darin etwa fünfzehn bis dreißig Sekunden im Storchenschritt auf

und ab. Zur Erwärmung sollten Sie danach wieder im Trockenen hin und her laufen.

- Mindestens ein- bis zweimal täglich sollten Sie Beingymnastik durchführen. Dazu legen Sie sich auf den Rücken und fahren mit den Beinen in der Luft Rad. Heben Sie dann die Beine angewinkelt hoch, und lassen Sie die Unterschenkel mehrmals kräftig nach oben schnellen und anschließend wieder gegen die Oberschenkel zurückfallen. Strecken Sie dann die Beine in die Höhe, und kippen Sie die Füße mehrmals auf und ab. Schon bald werden Sie merken, wie Ihnen diese regelmäßigen Übungen Erleichterung in den Beinen verschaffen.

- Natürlich gehört auch das Trinken von Heilkräutertees zur häuslichen Venentherapie. Empfehlenswert ist zum Beispiel Tee aus Salbei, Zinnkraut und Tormentill, den Sie zu gleichen Teilen gemischt als Aufguß zubereiten.

- Sehr wirksam ist auch ein Tee aus Weinrautenkraut, Steinklee- und Ginsterblüten, der ebenfalls zu gleichen Teilen gemischt als Aufguß zubereitet wird.

- Besonders möchte ich Ihnen den kieselsäurehaltigen Tee aus Ackerschachtelhalm empfehlen. Zwei Tassen täglich können das Bindegewebe in kurzer Zeit wieder deutlich festigen. Bereiten Sie auch diesen Tee als Aufguß zu.

- Heilpflanzen und Heilkräuter sind auch als Beinbäder sehr bewährt. Setzen Sie zum Beispiel einem kalten Beinbad 50 Gramm gekochten Löwenzahn zu: Das wirkt ausgesprochen wohltuend.

- Schon der berühmte Lehm-Pastor Felke wußte, daß Lehm auch bei Krampfadern sehr gute Dienste leisten kann. So behandelte er seine Patienten oftmals auch mit einem Lehmverband. Wenn Sie heute keinen Lehm mehr zur Verfügung haben, verwenden Sie ganz einfach Heilerde oder medizinischen Lehm, den Sie in der Apotheke kaufen können. Das Pulver wird mit Essig zu einem dicken Brei angerührt und fingerdick auf feuchte Tücher gestrichen. Diesen Wickel legen Sie dann um das betreffende Bein und lassen ihn etwa eine Stunde lang auf die Krampfadern einwirken. Danach abwaschen und das Bein mit einer Venensalbe einreiben.

- Vergessen Sie nicht, Stützstrümpfe oder Stützstrumpfhosen anzuziehen. Achten Sie aber darauf, daß die Stützstrümpfe am oberen Rand nicht so eng sind, daß sie die Blutzufuhr zum Bein abschneiden. Es darf sich kein »Wulst« bilden. Das gleiche gilt für das Anlegen von Stützverbänden. Diese sollten zweckmäßigerweise nicht nur den Unterschenkel bis zum Knie umschließen, sondern möglichst hinauf bis zur Leiste reichen.

- Therapiemethoden der Naturheilpraxis:
  Gerade bei Krampfadern gibt es in der Naturheilpraxis eine ganze Reihe von Möglichkeiten, dem Patienten sehr gut zu helfen. Die einfachste Form ist der Aderlaß, der auch direkt aus einer Krampfader erfolgen kann. Ergänzend kann anschließend Ozon-Sauerstoff injiziert werden, der die Durchblutung der Adernwände verbessert und dafür sorgt, daß sich keine Entzündungen in den Krampfadern einstellen. Wirksam ist auch die Anwendung von Blutegeln, die *neben* und nicht auf die Krampfader gesetzt werden. Weitere Möglichkeiten: Einsatz von proteolytischen Enzymen, Sauerstoff-Mehrschritt-Therapie, ansteigende Kreislauffußbäder, Reizstrom-Therapie, Neuraltherapie, Homöopathie, Akupunktur usw.

b) Entzündungen der Oberflächenvenen (Thrombophlebitis)

Eine sichtbare Rötung und fühlbare Schmerzen sind die ersten Symptome, die den Beginn einer Venenentzündung anzeigen. Hinzu kommen noch ein Druckschmerz und eine Schwellung im erkrankten Gebiet. Auch eine Blaufärbung des Beines kann auftreten und deutet auf eine Entzündung der Venen hin.
In solchen Fällen muß schnellstens versucht werden, das Ausbreiten dieser Entzündung auf die tiefer liegenden großen Beinvenen zu verhindern. Dort besteht nämlich auch Thrombosegefahr, die ausgesprochen gefährlich werden kann. Die wichtigste Selbsttherapie gegen die Entzündung der oberflächlichen Venen besteht aus folgenden Maßnahmen:

- Legen Sie zuallererst kalte Wickel mit Essig oder Alkohol an.
- Trinken Sie sehr viel, am besten Venenkräuterteemischungen.
- Legen Sie Ihre Beine hoch, oder laufen Sie etwas umher. Vermeiden Sie langes Stehen oder Sitzen.
- Legen Sie Kompressionsverbände an, also eine Wickelbandage, die von der Fußspitze bis hoch zur Leistenbeuge reichen soll. Diese Kompressionsverbände stabilisieren das Bein und sorgen dafür, daß die »Muskelpumpe« für eine bessere Blutzirkulation sorgt. Wenn Sie einen Kompressionsverband angelegt haben, sollten Sie viel umherlaufen.
- Machen Sie Salbenumschläge mit proteolytischen Enzymen (Wob-

enzym-Salbe). Das lindert die Entzündung und verbessert die Blutzirkulation.

- Machen Sie hin und wieder Lehmwickel, oder auch Quarkwickel, die ganz besonders schmerzlindernd und kühlend wirken. Rühren Sie den Lehm oder Quark mit etwas Wasser an, streichen Sie die Masse messerrückendick auf das feuchte Tuch, und bedecken Sie damit Ihre erkrankten Körperteile. Darüber sollten Sie ein trockenes Zwischentuch und anschließend ein Wolltuch wickeln. Lassen Sie den Wickel etwa zwei Stunden liegen, bevor Sie ihn wechseln.

- Seit jeher gilt die Roßkastanie als klassisches Heilmittel gegen venöse Stauungen und Entzündungen. Heute weiß man, daß die Roßkastanie die Elastizität der Gefäßwände erhöht und die Blutzirkulation beschleunigt. Ein natürliches Heilmittel wie die Roßkastanie kann selbstverständlich erst nach längerer Zeit wirken. Nehmen Sie also über einen längeren Zeitraum hinweg täglich zwei Messerspitzen geröstete oder gemahlene Roßkastanie ein. Auch Salben oder Tees mit Roßkastanie sind empfehlenswert.

- Als Heilkräuter ist auch eine Teemischung zu gleichen Teilen aus Weinrautenkraut, Steinklee und Ginsterblüten empfehlenswert, die als Aufguß zubereitet wird.

- Bevorzugen Sie bei einer Venenentzündung unbedingt eine vitaminreiche Ernährung mit viel Rohkost und wenig Eiweiß. Bei Neigung zur Venenentzündung sollten Sie vorbeugend im Frühjahr und im Herbst eine Reinigungskur durchführen.

- Achten Sie darauf, ob Ihr Bein eventuell blau wird. Dann sollten Sie sich hinlegen, das Bein hochlagern und unbedingt den Rat eines Fachmanns einholen.

- Behandlungsmethoden in der Naturheilpraxis:
  Eine der wichtigsten Therapiemethoden bei allen Arten von Venenentzündung ist der Einsatz der proteolytischen Enzyme. Sie helfen als Salben ebensogut wie als hochdosiert einzunehmende Dragees (Wobenzym-Dragees). Des weiteren: Injektionen um das erkrankte Gebiet herum mit entzündungshemmenden homöopathischen Substanzen, Sauerstoff-Mehrschritt-Therapie, große Blutwäsche, Thymus-Extrakt-Injektionen, Akupunktur, Farbtherapie usw.

c) Tiefe Venenentzündung (Phlebothrombose)

Bei entzündlichen Prozessen in den tiefer liegenden Venen tritt häufig gleichzeitig ein Blutgerinnsel auf. Diese Thrombose verstopft das Gefäß und bildet bei Loslösung des verstopften Pfropfens einen in der Blutbahn wandernden Embolus. Wegen der damit verbundenen Lebensgefahr für den Patienten hilft hier nur die rechtzeitige Versorgung durch Arzt oder Klinik. Meist wird ein fachgerechter Kompressionsverband angelegt. Wenn wegen anderer Krankheitserscheinungen Bettruhe erforderlich ist, sind im Liegen Fuß- und Beinübungen durchzuführen. Die Selbsttherapie besteht hier lediglich in der Unterstützung der Behandlungsmaßnahmen des jeweiligen Arztes oder Heilpraktikers, zu denen auch die Verabreichung blutverdünnender Medikamente gehören kann. Dabei ist eine systematische Langzeiteinnahme einzuhalten.

Behandlungsmöglichkeiten in der Naturheilpraxis:
Auch hier sind wieder die verdünnenden und entzündungshemmenden proteolytischen Enzyme die Hauptwaffen. Zusätzliche Therapie: Große Blutwäsche, Sauerstoff- Mehrschritt-Therapie, entzündungshemmende homöopathische Präparate usw.

d) Müde, schwere Beine

Müde Beine sind die ersten Anzeichen einer Gefäßschwäche. Dazu kommt ein dumpfes Schweregefühl, das das Gehen zur Qual macht. Bei diesen Symptomen sind in der Regel die Venen so stark ausgeweitet, daß das Blut zu langsam zum Herzen zurückgepumpt wird. Hier sollten Sie unbedingt an die schon erwähnten Vorbeugemaßnahmen wie heiße und kalte Wechselduschen oder -güsse und richtiges Schuhwerk denken. Selbstverständlich sind auch jetzt die Beine so oft wie möglich hochzulagern. Vor allen Dingen sollten Sie dafür sorgen, daß die Unterschenkel höher liegen als der Bauch, etwa mit Hilfe eines Venenkissens, daß im Handel erhältlich ist.
Als weitere Maßnahmen sind empfehlenswert:

- Tragen Sie Stützstrümpfe oder besser Stützstrumpfhosen, und laufen Sie möglichst viel.
- Wenn Sie an Ihrem Arbeitsplatz lange stehen müssen, sollten Sie öfter die Füße bewegen und zum Beispiel abwechselnd einen Zehen- beziehungsweise einen Fersenstand machen. Das aktiviert die Wadenmuskulatur und verbessert die Blutzirkulation.
- Gehen Sie dagegen einer sitzenden Tätigkeit nach, sollten Sie hin und

wieder die Beine hochlegen. Achten Sie jedoch darauf, daß Ihnen nicht die Tischkante die Blutzirkulation in den Unterschenkeln abschneidet.

- Sorgen Sie abends für einen ausreichenden Blutabfluß aus den Beinvenen. Rutschen Sie dazu mit dem Po gegen eine Wand, und legen Sie die Beine senkrecht gegen die Wand. Halten Sie diese Position so lange ein, bis Sie ein Prickeln in den Füßen verspüren.

- Reiben Sie Ihre Füße und Beine mit japanischem Heilpflanzenöl ein, einem stark konzentrierten Pfefferminzöl. Sofort werden Sie die erfrischende, kühlende Wirkung feststellen und merken, daß es Ihren Beinen gleich wieder besser geht.

- Behandlungsmethoden in der Naturheilpraxis:
  Wichtigste Therapie sind die Injektionen mit durchblutungsfördernden homöopathischen Präparaten. Hilfreich sind außerdem noch Sauerstoff-Mehrschritt-Therapie, große Blutwäsche, Reizstrom-Behandlung, ansteigende Kreislauffußbäder, Akupunktur usw.

e) Geschwollene Beine und Ödeme

Vor allem Frauen haben mit geschwollenen Beinen Probleme. Oftmals sind die Beine vom Stehen oder Laufen so geschwollen, daß normale Schuhe nicht mehr getragen werden können. Drücken Sie mit dem Daumen oder Zeigefinger auf den Fuß oder den Fußknöchel, so werden Sie beim Loslassen feststellen, daß eine Delle zurückbleibt – ein deutliches Zeichen dafür, daß das Gewebe durch Flüssigkeit aufgedunsen ist.
Die Ursache dieser »Ödeme« können verschiedener Art sein. Sie reichen von venösen Thrombosen bis hin zur Herzschwäche, zu Leberschäden, Unterernährung und entzündlicher Schädigung der Kapillargefäße. Auch Diabetes, Vitamin- oder Eiweißmangel sind in Betracht zu ziehen. Auf jeden Fall ist bei all diesen Erkrankungen der Lymphabfluß gestört, wodurch es zu Flüssigkeitsstauungen im unteren Beinbereich kommt.

Wichtigste Regeln für die Selbsttherapie:

- Vermeiden Sie jede Form von Kochsalz, denn Kochsalz bindet das Wasser im Körper und sorgt für eine Zunahme der Schwellung.

- Tragen Sie Stützstrümpfe, und lagern Sie die Beine hoch.

- Vermeiden Sie nach Möglichkeit chemische Entwässerungsmittel, da diese sehr viele Nebenwirkungen – vor allem eine Schädigung des Herzens und der Nieren – mit sich bringen. Bevorzugen Sie statt dessen Kräutertees aus Wacholder, Brennessel, Schafgarbe, Löwenzahn usw.

- Machen Sie eine leichte Massage, wobei Sie Ihre Beine und Füße immer von unten nach oben vorsichtig ausstreichen.
- Behandlungsmöglichkeiten in der Naturheilpraxis:
  Auch hier haben sich wieder hauptsächlich die proteolytischen Enzyme sehr gut bewährt. Hinzu kommen entwässernde Maßnahmen durch homöopathische oder pflanzliche Arzneimittel. Weitere Möglichkeiten: Akupunktur, Reizstrom-Therapie, Lymphdränage, Farbtherapie, Ozon-Sauerstoff-Behandlung, Sauerstoff-Mehrschritt-Therapie usw.

f) Offene Beine (Unterschenkelgeschwür, Ulcus cruris)

Chronische Stauungen und Schwellungen an den Beinen führen nicht selten zu einer Unterernährung der Haut und des Unterhautgewebes. Die Folge davon ist, daß die Haut immer dünner und empfindlicher wird. Jede kleine Verletzung fügt ihr nun einen langanhaltenden Schaden zu, denn die Wunden heilen oft monatelang nicht. Früher oder später bleibt die Wundheilung ganz aus. Offene Stellen bleiben zurück, und die Krankheitskeime haben leichtes Spiel. Schon bald kommt es dann zu entzündlichen Reaktionen und Nässen der Wunde.
Aber auch ohne Verletzung kommt es zu solchen Unterschenkelgeschwüren. Auf der nun schon dünn gewordenen Haut bilden sich jetzt sehr schnell Bläschen, auch dort, wo keine Verletzung eine offene Wunde ausgelöst hat. Wenn dann an der geschädigten Haut die Zellen absterben, beginnt das Geschwür zu wachsen.
Gegen »offene Beine« werden immer wieder vielerlei Verbände, Tinkturen, Kräuter und Salben empfohlen. Diese lokale Therapie bringt jedoch selten nachhaltigen Erfolg, wenn nicht gleichzeitig das erkrankte Bein wirksam entstaut wird. Am wirkungsvollsten sind regelmäßige Mullverbände, die mit keimtötenden, durchblutungsfördernden und schmerzlindernden Mitteln bestrichen werden und dann in einer Druckbinde so fest um das Bein herumgewickelt werden, wie es die Wunde zuläßt. Diese schwierige Prozedur muß ungefähr alle zwei Tage durchgeführt werden. Je größer die offene Wunde wird, je mehr »rohes Fleisch« zutage tritt, desto komplizierter wird die Wickelprozedur. Im ungünstigsten Fall macht die größer werdende Wunde auch nicht vor Knien und Oberschenkel halt. Dann werden die »Wundlöcher« immer umfangreicher und bieten einen hervorragenden Nährboden für alle Arten von schädlichen Keimen, die nur mit regelmäßiger Auspinselung und oberflächlichem Betupfen mit keimtötenden Medikamenten im Zaum gehalten werden können.
In Apotheken gibt es auch Fertigverbände mit einer Spezialauflage zu kaufen, die verschiedene wirksame Heilstoffe in sich vereinigt. Aktivkoh-

lesilberverbände beeinflussen zum Beispiel alle Begleitfaktoren der Krankheit sehr positiv. Fragen Sie Ihren Arzt oder Heilpraktiker danach, denn diese Verbände sind einfach zu handhaben und sehr wirkungsvoll. Zumindest kleinere Wunden regenerieren sich darunter in kurzer Zeit.
Sie werden vermutlich nicht versuchen, Unterschenkelgeschwüre ausschließlich mit Hausmitteln zu behandeln. Trotzdem gibt es eine ganze Reihe altbewährter Methoden aus Omas Hausapotheke, die auch bei Unterschenkelgeschwüren gute Heilerfolge bringen:

- Legen Sie jede Woche einen Obsttag oder einen Safttag (Gemüsesäfte) ein.
- Bevorzugen Sie vegetarische Kost, wobei vor allem Rohkost sehr wichtig ist. Bei starken Schmerzen eignen sich zur äußerlichen Behandlung vor allem eiskalte Umschläge mit Arnikazusatz, eventuell mehrmals täglich.
- Quarkumschläge galten zu Großmutters Zeiten als *das* Hausmittel zur Schmerzlinderung. Auch heute noch leisten Quarkwickel hervorragende Dienste.
- Trinken Sie wenigstens dreimal täglich eine Tasse Venentee, wie er hier bereits beschrieben wurde.
- Wickeln Sie über Nacht mit Zinnkraut-Absud getränkte Tücher um das offene Bein.
- Ist kein Zinnkraut vorrätig, helfen auch Tücher, die Sie in Essig getaucht und ausgewrungen haben.
- Machen Sie täglich Auflagen von Boxhornklee oder Lehm.
- Hervorragend ist die desinfizierende und wundzusammenziehende Wirkung von Bienenhonig. Streichen Sie dazu etwas Bienenhonig auf eine Mullbinde und legen Sie diese Binde auf die Wunde. Befestigen Sie sie mit einem leichten Kompressionsverband.
- Behandlungsmöglichkeiten in der Naturheilpraxis:
  Die wirksamste Therapie bei offenen Beinen und Beingeschwüren ist eine Ozon- Begasung der Beine. Auch Ozoninjektionen um die offenen Stellen herum wirken sehr schnell desinfizierend und wundschließend. Besonders erfolgreich sind auch Injektionen mit Kälberblutextrakt in die Leistenarterie. Diesen Extrakt gibt es auch als Salbe oder Gel. In dieser Form eignet er sich auch gut für Salbenverbände. Präparate aus Kälberblutextrakt (Actovegin oder Actohaemyl) erhalten Sie in der Apotheke.

Vorbeugende Maßnahmen: Neuraltherapie, Akupunktur, große Blutwäsche, Sauerstoff-Mehrschritt-Therapie usw.

g) Hämorrhoiden

Hämorrhoiden – der Begriff stammt aus dem Griechischen und bedeutet so viel wie »Adern, aus denen Blut herausfließt« – sind heute eine sehr weitverbreitete Erkrankung. Hauptursache für diese Störung am Enddarm ist eine Bindegewebsschwäche der Haut um den Afterausgang. Diese Bindegewebsschwäche ist anlagebedingt, wird also vererbt und hält deshalb das ganze Leben lang an. Auch mit einer Operation kann deshalb nie die Garantie gegeben werden, daß sich nicht später erneut schwaches Bindegewebe entwickelt, aus dem die Blutgefäße wiederum als empfindliche Hämorrhoiden hervortreten. Aus diesem Grund rate ich von einer Operation auch immer wieder ab.
Auch mit dem Veröden von Hämorrhoiden wurden bisher keine endgültigen Heilungserfolge erzielt. Damit wird zwar das Symptom beseitigt, aber die eigentliche konstitutionell bedingte Bindegewebsschwäche ist mit Veröden natürlich keinesfalls behoben.
Sowohl eine Operation wie auch Veröden der Hämorrhoiden sollten nur die letzte therapeutische Maßnahme sein, denn bei kaum einer Venenerkrankung ist die Selbstbehandlung so aussichtsreich wie bei Hämorrhoiden. Allerdings ist das mit den üblichen im Handel erhältlichen Zäpfchen und Salben nicht getan, denn es gilt, die anlagebedingte Bindegewebsschwäche und Blutstauung im Enddarmbereich zu beheben.
Folgende Maßnahmen sollten Sie im Rahmen Ihrer Selbstbehandlung unbedingt berücksichtigen:

- Sorgen Sie für regelmäßigen Stuhlgang, der nicht zu hart sein darf. Stellen Sie um auf eine ballaststoffreiche Vollwerternährung, die vornehmlich aus Rohkost bestehen sollte.
- Treiben Sie viel Gymnastik, und bewegen Sie sich viel an der frischen Luft.
- Machen Sie ein kaltes Sitzbad mit Eichenrindenabsud. Dem Badewasser wird eine Handvoll Eichenrinde zugesetzt. Noch besser ist es allerdings, wenn Sie in die Sitzbadewanne eine Tasse selbstgekochten Eichenrindentee gießen. Bei größeren Wannen sollten Sie zwei Tassen verwenden. Machen Sie kühlende Umschläge mit Salben oder Tinkturen aus Roßkastanie oder Hamamelis.
- Trinken Sie viel Knoblauchsaft, Zinnkrauttee oder Spitzwegerichtee.

- Essen Sie viel wasserhaltige Nahrungsmittel wie zum Beispiel Melonen, Sauerkraut, Tomaten, Rettich oder Gurken.
- Machen Sie sich einen Hämorrhoidentampon. Trinken Sie dazu einen Tee aus Angelikawurzel, Steinkleeblüten, Hirtentäschelkraut und Ginsterblüten. Nehmen Sie einen Teelöffel pro Tasse dieser Mischung. Kochen Sie jedoch diese Kräuter nicht in Wasser, sondern in Wein. Den »Kräuterwein« lassen Sie über Nacht stehen und trinken morgens eine Tasse davon. Abends dagegen tauchen Sie einen Wattebausch hinein und legen ihn an die schmerzhafte Hämorrhoidenstelle. Befestigen Sie den Wattebausch eventuell mit einem Pflaster, oder ziehen Sie einen fest sitzenden Slip an, denn die Watte soll über Nacht liegenbleiben.
- Benetzen Sie Ihren After nach jedem Stuhlgang mit möglichst kaltem Wasser. Das zieht die Blutgefäße im After zusammen und verhindert weitere Hämorrhoidenbildung, während vorhandene Hämorrhoiden sich allmählich zurückbilden.
- In der Apotheke sind Eisstifte erhältlich, dünne Plastikstäbe, die mit einem kältespeichernden Gel gefüllt sind und im Kühlschrank aufbewahrt werden. Wenn der Stift völlig durchgekühlt ist, sollten Sie ihn so lange in den After einschieben, bis er wieder Körpertemperatur erreicht hat. Auch dadurch ziehen sich die Hämorrhoiden zusammen, das Auftreten neuer Hämorrhoiden wird verhindert.
- Setzen Sie sich stets auf ein weiches Kissen: Dadurch wird viel Druck von dem schwachen Bindegewebe des Afters ferngehalten.
- Behandlungsmethoden in der Naturheilpraxis:
  Besonders wirksam gegen Hämorrhoiden ist eine spezielle Akupunktur, die im Bereich beider Gesäßmuskeln durchgeführt wird. Auch Injektionen mit homöopathischen Präparaten können schnelle Linderung bringen. Wirksam sind auch ansteigende Kreislauffußbäder, Ozon-Sauerstoff-Therapie, Sauerstoff-Mehrschritt-Therapie, Proteolytische Enzyme, Farbtherapie usw.

3. Wie Sie Arterienerkrankungen wirksam vorbeugen können

Arterielle Durchblutungsstörungen stehen fast immer im Zusammenhang mit Blutdruck-Unregelmäßigkeiten und/oder Arteriosklerose. Je länger eine arterielle Erkrankung besteht und je weniger sie vom Patienten beachtet wird, desto schwieriger ist es, sie zu behandeln. Dies gilt vor allem dann, wenn der Patient durch Gleichgültigkeit und mangelhafte Mitarbeit von vornherein jede Therapie boykottiert. Gerade bei den arteriellen Erkrankungen muß deutlich gesagt werden: Jeder Patient hat sein Schicksal weitgehend selbst in der Hand. Vorbeugen ist auch hier in jedem Fall besser als Heilen. Darum möchte ich Ihnen in diesem Kapitel zunächst eine Übersicht darüber geben, was Sie selbst tun können, um arterielle Durchblutungsstörungen zu vermeiden, und anschließend die Vorsorgemaßnahmen ausführlich erklären.

Das also sollten Sie beachten:

- Lassen Sie rechtzeitig Vorsorgeuntersuchungen durchführen (a);
- stellen Sie Ihre Ernährung um (b);
- trinken Sie viel, aber meiden Sie Alkohol (c);
- genießen Sie die Heilkraft des Knoblauchs (d);
- werden Sie Nichtraucher durch die Raucher-Sofort-Entwöhnung (e);
- vermeiden Sie »Dis-Streß«, und suchen Sie »Eu-Streß« (f);
- machen Sie regelmäßig Gymnastik (g);
- laufen Sie viel, und betreiben Sie ein »Gehtraining« (h);
- trainieren Sie Ihre Blutgefäße mit der Kneipp-Therapie, und nutzen Sie die Heilkraft des Wassers (i);
- verbessern Sie den Kreislauf durch Sauna und Dampfbad (j).

Viele der genannten Vorsorgemaßnahmen sind für die *Vermeidung* von *arteriellen* Erkrankungen ebenso wichtig wie zur *Vorbeugung* von *venösen* Störungen. Wenn Sie also diese Vorbeugemaßnahmen beachten, dann schlagen Sie zwei Fliegen mit einer Klappe. Die nachstehenden Erklärungen werden Ihnen den Grund dafür zeigen.

a) Lassen Sie rechtzeitig Vorsorgeuntersuchungen durchführen

Was für die Früherkennung von Krebs und anderen Erkrankungen gilt, ist erst recht wichtig bei arteriellen Verschlußkrankheiten. In viel größerem Maße als bei Krebs haben Sie es nämlich bei Erkrankungen des Gefäßsystems selbst in der Hand, diese Störungen zu vermeiden. Durch regelmäßig durchgeführte ganzheitstherapeutische Vorsorgeuntersuchungen können Sie rechtzeitig erkennen, wie es um Ihre Blutgefäße bestellt ist. Schon geraume Zeit bevor die ersten Beschwerden in den Beinen auftreten und sich bis hin zum Raucherbein verschlimmern können, kann der

geübte Therapeut nämlich feststellen, ob die arterielle Blutversorgung Ihrer Beine gefährdet ist oder nicht. Dazu kontrolliert er den Arterienpuls in der Leistenarterie. Ist er nur noch schwach fühlbar, so ist dies schon ein erstes Warnzeichen dafür, daß die vom Herzen ausgehende Blutwelle hier nur noch geschwächt ankommt, der Blutstrom in der Arterie also deutlich nachläßt. Ist dies der Fall, geben genauere Untersuchungen mit Ultraschall, die mit einer sogenannten Dopplersonde durchgeführt werden, Aufschluß darüber, wo Verengungen der Arterie zu vermuten sind, wie stark die Durchblutungsstörung schon fortgeschritten ist und welche Folgen bereits abzuschätzen sind.
Ist auf diese Weise eine gründliche Untersuchung vorgenommen und eine Diagnose gestellt worden, können Sie gleich mit Ihrer Selbsttherapie beginnen. Damit haben Sie dann die Chance, bedenkliche Entwicklungen eventuell wieder umzukehren und die Durchblutung zu normalisieren. Dies gilt nicht nur für Ihre Arme und Beine, sondern auch für Ihre Herzkranzgefäße und für Ihre Gehirnarterien.

b) Stellen Sie Ihre Ernährung um

Wichtiger noch als für die Venen ist eine gesunde Ernährung für Ihre Arterien. Zuviel Fett und zuviel Kohlenhydrate machen das Blut dickflüssiger, da dadurch der Blutfettspiegel angehoben wird. Es ist verständlich, daß es dabei leicht zu Verstopfungen der Arterien kommen kann, die gefährliche Durchblutungsstörungen nach sich ziehen. Auch hier sei deshalb einmal mehr auf eine gesunde Ernährung mit vitalstoffreicher Vollwertkost und großem Frischkostanteil hingewiesen. Eine derartige Ernährung bietet die beste Gewähr dafür, daß Ihr Körper gesund bleibt und Ihre Blutgefäße ihre Elastizität behalten. Im dritten Teil dieses Buches werde ich mich ausführlich mit der gesunden Ernährung beschäftigen.

c) Trinken Sie viel – aber möglichst keinen Alkohol

Richtiges Trinken ist ebenso wichtig wie eine richtige Ernährung. Jeder Mensch sollte jeden Tag mindestens zweieinhalb Liter Flüssigkeit zu sich nehmen. Dies ist sehr wichtig, um den Wasserverlust über die Ausscheidung der Nieren, den Darm und die Haut auszugleichen. Nur durch ausreichende Flüssigkeitszufuhr kann der Körper das Blut flüssig halten; andernfalls besteht die Gefahr einer »Eindickung« des Blutes.
Trinken heißt natürlich nicht, den Flüssigkeitsbedarf mit Alkohol zu dekken. Mittlerweile weiß jeder, daß zuviel Alkohol ungesund ist. Alkohol gehört zu den Kohlenhydraten und wird im Körper unter anderem auch in Fett umgesetzt. Dies kann zwangsläufig zu einer Erhöhung der Blutfette

führen und damit die Arterienverkalkung begünstigen. Natürlich ist nicht jeder Tropfen Alkohol in gleichem Maße schädlich, aber im voraus läßt sich kaum feststellen, wo die Grenzen zwischen Harmlosigkeit und größerem Schaden liegen. Diese Grenzen sind variabel und von Person zu Person unterschiedlich. Jeder, der gerne einmal einen »guten Tropfen« trinkt, sollte deshalb regelmäßig sein Blut untersuchen lassen, um sicherzugehen, daß sich die Blutfettwerte noch im Normalbereich bewegen und Leber, Nieren und Herz gesund sind.
Am besten ist es auf jeden Fall, sich einen »guten Tropfen« nur für besondere Gelegenheiten aufzuheben und den täglichen Flüssigkeitsbedarf mit Tee, Mineralwasser und Säften zu decken.

d) Genießen Sie die Heilkraft des Knoblauchs

Knoblauch ist ein hervorragendes Heilmittel und im wahrsten Sinne des Wortes eine natürliche Arznei. Knoblauch ist eine Pflanze, die in ihrer Heilwirkung nahezu unübertroffen ist und noch dazu als Delikatesse gelten könnte – wenn nicht ihr durchdringender, schwefelartiger Geruch wäre. Jeder, der Knoblauch genießt, und sei es nur in einer schmackhaften Mahlzeit, verbreitet durch seine Ausdünstung und seinen Atem allmählich die pflanzlichen »Duftstoffe« in seiner ganzen Umgebung. »Knoblauch macht einsam«, heißt denn auch der oft zitierte Satz der Knoblauchfeinde. Diese kleine »Nebenwirkung« der heilsamen Knolle sollte man jedoch nicht überbewerten. Sie ist kein ausreichender Grund dafür, sich dieses wunderbar schmeckende Heilmittel vorzuenthalten. Gerade in unserer Zeit, in der wir von allem möglichen Gestank – vom Zigarettenqualm über Autoabgase bis hin zu den übelsten und darüber hinaus noch gefährlichen Giften der chemischen Industrie – belästigt werden, ist ein bißchen Knoblauchduft doch geradezu ein Wohlgeruch. Darüber hinaus ist es auch möglich, den Geruch des Knoblauchs in Grenzen zu halten. Nämlich dann, wenn Sie Knoblauch zusammen mit chlorophyllreichen Pflanzen wie Brennessel oder Petersilie oder einfach mit grünem Salat essen. Wer außerdem noch weitgehend auf Fleisch verzichtet, bleibt als »Knoblauchfresser« fast immer unentdeckt, denn durch Fleischgenuß wird der Knoblauchduft gefördert.
Niemand sollte also wegen des Geruchs auf Knoblauch verzichten. In südlichen Ländern gehört er ohnehin zu den »Düften des Orients«. Auch bei uns nimmt die Zahl der Knoblauchesser ständig zu. Immer mehr stehen zu ihrem »gesundheitsfördernden Laster«. Sicher nicht nur, weil Knoblauch hervorragend schmeckt, sondern weil sie auch wissen, daß die gesundheitsfördernde Wirkung des Knoblauchs sehr hoch ist.
So hilft die Knolle bei fast allen Alterungserscheinungen, indem ihre

Wirkstoffe die Adern freihalten und den Cholesterinspiegel des Blutes senken, das Blut flüssiger machen, dem hohen Blutdruck vorbeugen und so das Risiko einer Herz- und Kreislauferkrankung herabsetzen. Gerade für Menschen, die für Durchblutungsstörungen anfällig sind, ist Knoblauch eine segenbringende Knolle und der beste »Rohrputzer« für die Blutgefäße.
Aber auch zur äußerlichen Anwendung hat sich Knoblauch gut bewährt. Hier leistet die Knoblauchtinktur sehr gute Dienste. Zur Herstellung dieser Tinktur werden 250 g Knoblauch geschält, in kleine Stücke geschnitten und mit einem Liter Branntwein übergossen. Stellen Sie die Flasche drei Wochen in die Sonne oder an einen 30 Grad warmen Ort – zum Beispiel an die Heizung – und schütteln sie den Inhalt mehrmals täglich gut durch. Nach zwei Wochen sollten Sie die Flüssigkeit durchsieben und in dunklen Flaschen aufbewahren. Mit dieser Tinktur werden Pusteln und Pickel, auch schlecht heilende Wunden und Geschwüre beträufelt. Auch bei offenen Raucherbeinen ist das Betupfen der Wundränder mit Knoblauchtinktur durchaus empfehlenswert. Diese Tinktur desinfiziert die Wunde und sorgt dafür, daß sich keine Bakterien einnisten können.
Selbstverständlich läßt sich die Tinktur auch innerlich anwenden. Dank der desinfizierenden Wirkung ist das Einnehmen der Knoblauchtinktur gerade in der kalten Jahreszeit zur Vorbeugung gegen grippale Infekte besonders empfehlenswert. Geben Sie dazu zehn Tropfen auf ein Glas lauwarmes Wasser, und trinken Sie das Glas aus.
Schon dieser kleine Gesundheitstrunk erhöht Ihre Widerstandsfähigkeit und verbessert die Durchblutung. Dafür ist insbesondere der Herzmuskel dankbar, denn Knoblauch normalisiert den Schlagrhythmus und verbessert die Sauerstoffversorgung der Herzkranzgefäße. Dadurch sinkt der Blutdruck allmählich, und der Puls verlangsamt sich. Schlaflosigkeit verschwindet auf diese Weise ebenso wie Schwindelgefühl und Kopfschmerzen. Auch seelische Depressionen können durch Knoblauch positiv beeinflußt werden und weichen allmählich einer gesteigerten Lebensfreude.
Kein Wunder, daß die Knoblauchzwiebel zu den ältesten Kulturpflanzen der Menschheit zählt und auch in der antiken Literatur immer wieder genannt wird – so in den Sanskrit-Schriften Indiens, in den Hieroglyphen der Pharaonen Ägyptens, bei Homer im antiken Griechenland, bei Virgil und Plinius im Römischen Reich und auch in der Edda.
Was die Knoblauchfreunde in früherer Zeit nur ahnen konnten, ist heute wissenschaftlich anerkannt. Die Heilwirkung ist erwiesen, die Wirkstoffe des Knoblauchs wurden analysiert. Einige dieser Wirkstoffe werden sogar für pharmazeutische Produkte herausgefiltert. Doch für die umfassende Wirkung des Knoblauchs bedarf es des Genusses der ganzen Knolle. Vor-

sicht ist jedoch geboten, denn die hohe Wirkstoffkonzentration kann dazu führen, daß zuviel Knoblauch oder Knoblauchsaft zu Durchfällen führt. Doch Sie merken sicherlich schon bald, welche Dosierung für Sie die richtige ist. Bei Knoblauch ist es wie mit dem »anfeuernd« wirkenden Chilipulver, das man nach der einmal gemachten, brennend heißen Erfahrung schon bald richtig zu dosieren versteht.

e) Werden Sie Nichtraucher durch die Raucher-Sofort-Entwöhnung

Es ist heute kein Geheimnis mehr: Wer raucht, gefährdet seine Gesundheit, insbesondere seine Blutgefäße. Jede Zigarette sorgt etwa eine Stunde lang für Unordnung im Blutkreislauf und in unserem Temperaturhaushalt. Der Rauch einer einzigen Zigarette bewirkt eine Temperaturabsenkung in den Fingerspitzen um acht Grad. Die Fußdurchblutung verringert sich um 22 Prozent. Der Blutdruck steigt.

Da Durchblutungsstörungen das Thema dieses Buches sind, will ich gar nicht weiter darauf eingehen, wie Rauchen auch zur Reizung der Mund- und Rachenschleimhaut führt, zu chronischer Bronchitis, zu Raucherhusten, zu Ohrensausen, Nieren- und Blasengeschwüren, Lungenkrebs, Bronchialkrebs, Kopfschmerzen, Magenkrämpfen, Lähmungen, Kreislaufstörungen, Nierenentzündungen, Asthmaanfällen und dergleichen mehr. (Darüber habe ich in meinem Buch »Raucher-Sofortentwöhnung« schon ausführlich berichtet.) Im Zusammenhang mit Durchblutungsstörungen interessiert uns hier vor allem die durch Nikotin hervorgerufene Verengung der Blutgefäße, die bis zum Raucherbein führen kann. Klinische Untersuchungen ergaben, daß unter 2000 Fällen von Raucherbeinen nur 2 Prozent Nichtraucher waren.

Gerade durch das immer weiter verbreitete Übergewicht, durch das Zunehmen der Blutfettwerte, den Bewegungsmangel, den ansteigenden Alkoholkonsum und die Uneinsichtigkeit der Raucher, die – obwohl all die anderen Laster schon schädlich genug sind – dennoch nicht von ihrem Nikotin lassen können, wird die Zahl der Raucherbeinerkrankungen in den nächsten Jahren deutlich zunehmen. Deutlich zunehmen wird damit auch die Zahl der Amputationen, die letzte mögliche Therapie bei einem Raucherbein.

Natürlich gefährdet Nikotin nicht nur die Beine, sondern auch das Herz. Wie wir inzwischen wissen, kann das Herz nur funktionieren, wenn es optimal durchblutet ist. Rauchen aber führt nicht nur zur Verengung der Blutgefäße in den Beinen, sondern auch zu einer Verkrampfung der Herzkranzgefäße und damit zu einer Durchblutungsstörung des Herzmuskels. Viele Raucher haben diese schleichende Erkrankung sicher schon als deutliches Engegefühl auf der Brust zu spüren bekommen. Hier

ist größte Vorsicht geboten, denn solche Schmerzen sind nur die ersten Anzeichen einer allmählich fortschreitenden schweren Herzschädigung, die schließlich zum totalen Verschluß eines Herzgefäßes und damit zum Herzinfarkt führen kann. Und bei über einem Drittel der Herzinfarkte in der Bundesrepublik spielt Nikotin eine ganz wesentliche Rolle. 200 000 Herzinfarktkranke werden alljährlich registriert, von denen immerhin 60 000 vorzeitig sterben. Ein Tod, der nicht hätte sein müssen, wenn die Betroffenen rechtzeitig eine vernünftige Lebensweise eingehalten hätten.
Schweizer Untersuchungen zufolge ist das Risiko eines Herzinfarkts durch Verkalkung der Herzkranzgefäße bei starken Rauchern unter fünfzig Jahren zwölfmal höher als bei Nichtrauchern. Wer also heute etwas für seinen Kreislauf und seine Durchblutung tun will, sollte – so er Raucher ist – zuerst einmal auf seinen Glimmstengel verzichten.
Dies ist gar nicht so schwer, denn Raucher-Entwöhnungskuren werden heute schon in großer Zahl mit guten Erfolgen durchgeführt. Am wirksamsten ist wohl die Raucher-Sofort-Entwöhnung, die manche Experten auch als »Schlußpunkt«-Methode bezeichnen. Sie besteht im wesentlichen aus einer Akupunkturbehandlung, wobei die Nadeln ins Gesicht und ins Ohr gesetzt werden. Sinn dieser Nadelung ist es, das Suchtzentrum des Patienten zu beruhigen und so dafür zu sorgen, daß der entwöhnungswillige Raucher nach seinem Raucherentzug keine Entzugserscheinungen verspürt. Gleichzeitig wird aber durch die Akupunktur auch die Entgiftung des Körpers angeregt. Leber, Nieren, Bronchien, Herz und Darm werden aktiviert, und die Durchblutung des gesamten Organismus nimmt zu. Unterstützt wird die Akupunktur dann noch durch eine speziell für den Patienten ausgewählte homöopathische Rezeptur, die eine ähnliche Wirkung hat wie die Nadelung. Diese kombinierte Therapie hat, nach meiner über dreizehnjährigen Erfahrung mit ihr, bei über 90 Prozent der Behandelten Erfolg.
Die ganze Behandlung dauert nur etwa dreißig Minuten, und der Patient, der als Raucher kam, verläßt als Nichtraucher die Praxis. Damit ist dann auch der erste Schritt zur Besserung der Durchblutungsstörungen getan, denn wissenschaftlich konnte nachgewiesen werden, daß ehemalige Raucher nach wenigen Jahren als Nichtraucher bereits soweit entgiftet sind, daß sich ihre Kreislauf- und Durchblutungsverhältnisse normalisieren.
In hartnäckigen Fällen kann diese Entgiftung noch durch eine spezielle »Raucher-Entgiftung« beschleunigt werden. Für diese Therapie werden die Sauerstoff-Mehrschritt-Therapie nach Prof. von Ardenne, die »große Blutwäsche« und Injektionen mit Organ-Extrakten sowie homöopathischen Mitteln zu einer hochwirksamen Entgiftungskur zusammengestellt.
Warten Sie also nicht, bis es zu spät ist, sondern machen Sie Ihre Raucherentwöhnung rechtzeitig! Zusammen mit den anderen hier vorgestellten

Vorbeugemaßnahmen ist das der beste Schutz gegen Durchblutungsstörungen.

f) Vermeiden Sie Dis-Streß, suchen Sie Eu-Streß

Nicht nur Rauchen, sondern alles, was die Sauerstoffversorgung des Körpers beeinträchtigt, beziehungsweise dafür sorgt, daß mehr Sauerstoff verbraucht wird, als wir durch die Atmung aufnehmen, ist für unsere Gesundheit und vor allem für unser Adersystem schädlich. Noch immer ist viel zu wenig bekannt, daß auch Streß eine starke Belastung für den Körper darstellt, da Streß ein sehr großer »Sauerstoff-Räuber« ist. So ist auch der vielzitierte Herzinfarkt streßgeplagter Manager nicht nur auf eine nervliche Überbelastung zurückzuführen, sondern eben auch darauf, daß durch den anhaltenden Streß der Organismus zuviel Sauerstoff verbraucht und das Herz auf diese Weise nicht ausreichend damit versorgt wird. Zusätzliche Belastungen wie Rauchen und falsches oder fettes Essen erhöhen noch das Risiko und sorgen schließlich dafür, daß sich eine Herzarterie durch Ablagerung und Verkrampfung als Folge von Sauerstoffmangel zusammenzieht.

Ganz so schlimm, wie immer angenommen wird, ist Streß allerdings nicht: Streß ist nicht nur ein Risikofaktor für unsere Gesundheit. Das liegt daran, daß es verschiedene Arten von Streß gibt. Der Unterschied zwischen dem gesundheitsschädigenden Dis-Streß und dem leistungsbeflügelnden Eu-Streß ist allerdings nur den wenigsten bekannt.

Da der ungesunde Dis-Streß aber einer der wesentlichen Faktoren ist, die zu Durchblutungsstörungen führen, möchte ich an dieser Stelle kurz darauf zu sprechen kommen.

Was passiert, wenn der Körper mit ständigem Dis-Streß konfrontiert wird? Nun, immer wenn der Organismus einen Streßreiz wahrnimmt, wird über bestimmte Reflexbahnen des Gehirns das sogenannte »vegetative«, also das nicht willentlich zu beeinflussende Nervensystem aktiviert. Dieses Nervensystem ist aber verantwortlich für die reguläre Funktion unseres Stoffwechsels, unserer Verdauung, der Atmung, der Herztätigkeit, des Blutdrucks und des Nervensystems. Treten nun Streßreize auf, so gibt das vegetative Nervensystem, genauer gesagt, der Sympathicus-Nerv, entsprechende Impulse an die Nebennieren, die diese dazu anregen, die Hormone Adrenalin und Noradrenalin in den Kreislauf auszuschütten. Diese Hormone sind eigentlich dazu da, unseren Körper zu plötzlichen Höchstleistungen zu befähigen. In früheren Zeiten war dies lebenswichtig, denn Dis-Streß war gleichbedeutend mit Gefahr: um reagieren zu können, entweder durch Kampf mit dem Feind oder durch Flucht, mußte der Körper entsprechende Leistungsreserven mobilisieren. Durch die an-

schließende aktive Muskelarbeit, die auf der Flucht oder im Kampf unausbleiblich war, wurden diese Hormone vom Körper auf natürliche Weise wieder abgebaut. Heute ist das anders. Dis-Streß, also der uns belastende Streß, begegnet uns den ganzen Tag. Durch Ärger in der Familie, im Büro, im Straßenverkehr, beim Einkaufen. Für unseren Körper bedeutet das aber auch, ständig auf Höchstleistungen vorbereitet zu sein. Adrenalin und Noradrenalin werden deshalb im Übermaß von der Nebenniere ausgeschüttet. Unser Problem ist jedoch, daß dem Streß, der uns ständig belastet, keine entsprechende streßabbauende körperliche Muskeltätigkeit gegenübersteht. Unsere Kämpfe finden heute auf geistiger Ebene statt. Schweißtreibende oder hormonverbrennende Kämpfe oder Flucht sind deshalb nicht mehr notwendig. Die Folge davon ist, daß Adrenalin und Noradrenalin nicht mehr abgebaut, sondern gespeichert werden. Sie vermehren sich ständig und unaufhaltsam und führen schließlich zu einer regelrechten Vergiftung.
Ein Überangebot der Streßhormone im Blut führt aber nicht nur zu einer Schwächung der körpereigenen Abwehrkraft, sondern auch zu durchblutungshemmenden Schwellungen und Entzündungen an den Gefäßwänden. Natürlich sind vorgeschädigte Gefäßbereiche besonders »empfänglich«. Schließlich erhöht sich durch Streß auch die Gefahr einer Gefäßverengung und damit die Gefahr eines Herzinfarkts oder Schlaganfalls beträchtlich.
Erschwerend kommt hinzu, daß Dis-Streß auch zu einer Störung des Denkvermögens und der Konzentration führt. Wie wir wissen, dient die Hormonproduktion in Streßsituationen dazu, unseren Körper zu physischen Höchstleistungen zu bewegen. Zu diesem Zweck werden alle im Augenblick nicht notwendigen Körpervorgänge gedrosselt. Auch Denkvorgänge im Gehirn werden blockiert, damit nicht unnötige Überlegungen von der Flucht oder der Kampfhandlung ablenken. Die Folge davon ist eine Konzentrationsstörung und eine Behinderung des Denkvermögens. Da aber, wie gesagt, unsere Kämpfe auf geistiger Ebene geführt werden, ist eine solche Hemmung des Denkvermögens durch Streß für uns nicht nur ausgesprochen unerwünscht, sondern sogar gefährlich. Denn um die Konzentration wieder zu verbessern, greifen viele dann zu vermeintlich konzentrationssteigernden Genußgiften wie Kaffee, Alkohol und Nikotin. Dadurch schließt sich der Teufelskreis, denn durch diese Genußgifte wird die schädliche Wirkung des Dis- Streß nur noch verstärkt, und das Damoklesschwert des Herzinfarkts senkt sich immer tiefer.
Also was tun? Nun, Dis-Streß läßt sich, wie Sie jetzt erfahren haben, durch entsprechende körperliche Betätigung wieder abbauen. Versuchen Sie sich also jeden Tag fünfzehn bis zwanzig Minuten intensiv zu bewegen,

so daß Sie dabei ins Schwitzen kommen. Es ist völlig egal, ob Sie Holz hacken, einen Dauerlauf machen, radfahren, den Rasen mähen oder Ihren Garten umgraben. Wichtig ist nur, daß Sie bei der körperlichen Arbeit richtig ins Schwitzen kommen, denn dabei werden die überschüssigen Streßhormone abgebaut.
Die zweite Möglichkeit ist natürlich, den unerwünschten Dis-Streß gar nicht erst entstehen zu lassen. Voraussetzung dafür sind eine Reihe von Verhaltensweisen, die Sie sich angewöhnen sollten:

- Teilen Sie Ihre Zeit richtig ein. Arbeiten Sie nach einem Terminplan, der noch Zeit für Pausen und Privates läßt, in der Sie an keine Verpflichtung denken müssen.
- Tun Sie nichts, was Ihnen ein schlechtes Gewissen bereiten könnte.
- Spielen Sie Konflikte nicht hoch. Wenn es Ihnen nicht gelingt, sie zu lösen, versuchen Sie wenigstens, sie »auf die leichte Schulter« zu nehmen.
- Lassen Sie sich im Straßenverkehr nicht hetzen oder in unnötige Aufregung versetzen. Bleiben Sie gelassen und defensiv.
- Seien Sie kein »Opferlamm«, das nie Nein sagen kann. Denken Sie daran, daß derjenige, der seine eigenen Bedürfnisse immer hinten anstellt, sich schließlich selbst überfordert und damit ungesunden Streß aufbaut.
- Vermeiden Sie Genußgifte wie Kaffee, Alkohol und Nikotin.
- Ernähren Sie sich gesund, verzichten Sie auf üppiges, fettes Essen.
- Sorgen Sie für ausreichende Bewegung, aber hüten Sie sich vor übertriebenem sportlichen Ehrgeiz.
- Schlafen Sie ausreichend, und sorgen Sie für genügend Ruhepausen.
- Erholen Sie sich im Urlaub richtig. Vermeiden Sie zu starken Klimawechsel in zu kurzer Zeit, anstrengende Besichtigungstouren und übertrieben lange Diskothekenbesuche.

Wenn es Ihnen auf diese Weise gelingt, Ihren Dis-Streß auszuschalten oder wenigstens zu vermindern, werden Sie bald fühlen, wie Ihre körpereigene Abwehrkraft und Ihre Leistungsfähigkeit gestärkt werden, Ihr Konzentrations- und Denkvermögen zunimmt und so manche Durchblutungsstörung, die in Wirklichkeit nur eine Folge des ungesunden Stresses war, auf einmal wie von selbst verschwindet. Darüber hinaus werden Sie mit Befriedigung feststellen, daß Sie ruhiger und gelassener werden. Und

durch die Beruhigung des vegetativen Nervensystems kommt es auch nicht mehr zur übermäßigen Ausschüttung der »aufregenden« Hormone. Damit ist der erste Schritt zu einem gesunden Leben getan.
Zusätzlich können Sie Ihre Gesundheit stärken, indem Sie für ausreichenden Eu-Streß sorgen. Eu-Streß wirkt auf uns wie ein Lebenselixier. Er ist nicht nur unschädlich, sondern kann unseren ganzen Körper vitalisieren. Er bereitet Freude und Lustgefühl und putscht uns auf wie eine Droge. Durch Eu-Streß werden sozusagen die Lustareale im Körper erregt und lustvolle, angenehme Gefühle erzeugt. Das reicht von der stillen Freude bis hin zur Ausgelassenheit und Ekstase. Wer also gesund leben will, sollte nicht nur Dis-Streß vermeiden, sondern Eu-Streß suchen. Denn Eu-Streß ist alles, was uns Spaß macht. Dazu gehören Sexualität und Zärtlichkeit ebenso wie anregende Gespräche im Familien- oder Freundeskreis, Spaziergänge, Spiel, Tanz, Musik und zwangloser Sport. Auch Arbeit kann unter gewissen Voraussetzungen Eu-Streß bedeuten, wenn sie nämlich mit Freude und ohne schädliche Anspannung geleistet wird.
Gönnen Sie sich hin und wieder ein paar von den schönen Dingen des Lebens, und Sie werden merken, wie das nicht nur Ihrer Seele, sondern auch Ihrem Herzen und Ihrem Kreislauf guttut.

g) Machen Sie regelmäßig Gymnastik

Die allseits empfohlene »schwere« Morgengymnastik ist zwar gut für den Körper, doch nur unter der Voraussetzung, daß Sie selbst gesund sind. Wenn Sie sich also noch jung und fit fühlen und unter keinerlei Erkrankungen leiden, die eine anstrengende Gymnastik verbieten würden, dann sollten Sie jeden Morgen ein Gymnastikprogramm absolvieren. Nichts regt den Kreislauf so sehr an, wie ein morgendliches Training am offenen Fenster. Liegestütze sind ebenso gut wie Kniebeugen, Rumpfbeugen, Rumpfkreisen, Hantelübungen usw.

h) Machen Sie regelmäßig ein »Gehtraining«

Nichts beugt einer Durchblutungsstörung Ihrer Beine besser vor als ein regelmäßiges »Gehtraining«: Durch regelmäßiges Wandern, Laufen, Joggen oder Radfahren halten Sie Ihre Beine in Bewegung. Auch Ihre Füße werden es Ihnen danken, denn je mehr Sie laufen, desto seltener werden Sie unter kalten Füßen leiden. Auch wer an zu hohem Blutdruck leidet, darf und soll sich viel bewegen – und das möglichst an frischer Luft. Bei Bluthochdruck muß es allerdings gemächlich einhergehen, nicht bergauf, nicht zu schnell und vor allem ohne Hektik. Beachten Sie also dies, wenn Sie mit Ihrem Gehtraining beginnen.

Natürlich muß Gehtraining nicht immer gleichbedeutend sein mit Jogging. Einen günstigen, durchblutungsfördernden Kältereiz finden Sie zum Beispiel durch das »Taulaufen« frühmorgens auf einer feuchten Wiese oder auf dem Rasen Ihres Gartens. Gehen Sie etwa fünf Minuten im feuchten Gras hin und her. Danach sollten Sie Ihre Füße in der warmen Wohnung kräftig mit einem Frottiertuch abreiben. Ziehen Sie anschließend trockene Socken an, und laufen Sie so lange durch die Wohnung, bis die Füße wieder schön durchgewärmt sind.
Diese angenehme, kreislaufstabilisierende Kurzanwendung können Sie sogar auf Reisen durchführen. Geeignete Rasenflächen gibt es fast überall. Denken Sie nur daran, daß Sie die Füße danach unbedingt wieder rasch erwärmen müssen. Und wenn Sie mit dem Wagen unterwegs sind, sollten Sie vorher daran denken, frische Socken bereitzulegen.
Eine sehr gesundheitsfördernde Variante des Taulaufens ist das Schneelaufen. Versuchen Sie einmal, im Winter durch den Neuschnee zu gehen, natürlich barfuß und keinesfalls länger als dreißig bis sechzig Sekunden. Auch hier gilt wieder, daß Sie anschließend die Füße trockenreiben und sich warme Socken anziehen.
Wenn Sie dieses Training regelmäßig durchführen, werden Sie schon bald feststellen, daß die Durchblutung Ihrer Füße und Beine sich wesentlich verbessert hat: Kalte Füße werden bald der Vergangenheit angehören. Darüber hinaus wird die Widerstandsfähigkeit Ihres Körpers gefestigt, Sie sind weniger anfällig gegen Erkältungen und fühlen sich auch bei schlechtem Wetter topfit.

i) Nutzen Sie die Heilkraft des Wassers

Spätestens beim Laufen durch den Schnee haben Sie festgestellt, wie angenehm ein solcher Kältereiz sein kann. Schon Pfarrer Kneipp wußte um die Heilwirkung kalter Reize und hat sie zu einem festen Bestandteil seiner Wasserheilkunde gemacht. Die hervorragende Wirkung der Kneippschen Güsse wurde bereits erwähnt. Außer dem beschriebenen Knieguß und dem etwas stärker wirkenden Schenkelguß gibt es noch den Armguß, der das Herz entlastet und den Kreislauf aktiviert.

Armguß
Für den Armguß lassen Sie das Wasser aus einem Schlauch zuerst auf die Hand laufen und dann langsam in Richtung Schulter. Von der Schulter aus soll der drucklose Wasserstrahl den ganzen äußeren Arm einhüllen. Anschließend ist die Innenseite des Arms an der Reihe. Wie bei allen Wassergüssen wird – um eine Schockwirkung auf das Herz zu vermeiden – stets auf der rechten Seite begonnen. Danach werden die Arme nicht abge-

trocknet, sondern wie beim Knieguß streift man das Wasser lediglich ab. Daraufhin zieht man sich dann sofort an und bewegt eine Zeitlang die Arme langsam im Kreis, um auf diese Weise wieder eine angenehme Durchwärmung zu erreichen.

Oberguß
Der Oberguß übt eine stärkende Wirkung auf das Herz, die Blutgefäße, die Lunge und die Bronchien aus. Führen Sie dafür nach dem Armguß den Wasserstrahl vom rechten Innenarm in Höhe der Achselhöhle über die Brust zum linken Arm und begießen dabei auch die Herzumgebung. Dann lassen Sie das Wasser langsam von der rechten Schulter über den Rücken nach vorn zum gebeugten Nacken laufen. Atmen Sie dabei tief, damit Ihnen nicht die Luft wegbleibt. Wer allerdings schon unter einer Herzerkrankung leidet, sollte vor dieser Anwendung seinen Heilpraktiker oder Arzt befragen.

Andere Anwendungen

- Als sehr nützlich gegen Arterienverkalkung haben sich kalte Waschungen erwiesen. Danach sollten Sie allerdings nochmals eine halbe Stunde ins Bett gehen.
- Tagsüber belebt ein kaltes Armbad den Kreislauf, das Sie fünfzehn Sekunden lang durchführen sollten.
- Abends ist dagegen ein Wechselfußbad mit zwei warmen Anwendungen zu je fünf Minuten und zwei mit kaltem Wasser zu jeweils 15 Sekunden vorzuziehen. Zur Wiedererwärmung der Beine müssen Sie nach dem letzten Kaltbad eine Zeitlang umhergehen.
- Auch warme Armbäder sind durchaus gesundheitsfördernd für Herz und Kreislauf. Das warme Armbad wird ähnlich durchgeführt wie das kalte. Es sollte anfangs nicht zu heiß sein, damit die Blutgefäße sich nicht zu sehr erweitern. Das warme Armbad bringt schnell eine Blutdrucksenkung und damit eine Entlastung für Herz und Arterien.

Temperaturen
Damit Sie nun auch wissen, wovon ich jeweils spreche, folgen hier die Wassertemperaturen, die zu den einzelnen Bezeichnungen der verschiedenen Bäder gehören:

1. Kalte Bäder: 15 bis 18 Grad Celsius (Dauer sechs bis zwanzig Sekunden);

2. Warme Bäder: 32 bis 37 Grad Celsius (Dauer fünfzehn bis zwanzig Minuten);
3. Wechselbäder: Fünf bis zehn Minuten warm und acht bis zehn Sekunden kalt;
4. Heiße Bäder: 38 bis 40 Grad Celsius, sehr heiß bis 45 Grad Celsius;
5. Temperaturansteigende Bäder: Beginn lauwarm, ca. 30 Grad Celsius, Endtemperatur ca. 42 Grad Celsius durch Aufheizen oder Zugießen von heißem Wasser. Danach stets eine Ruhepause von einer halben bis einer Stunde einhalten.

Für Armbäder ist eine Kneippsche Armbadewanne zwar ideal, doch erfüllt ein tiefes Handwaschbecken denselben Zweck.

j) Verbessern Sie Ihren Kreislauf mit Sauna und Dampfbad

Die wohltuende Wirkung der Sauna ist längst bekannt. Überall schießen neue Saunazentren wie Pilze aus dem Boden. Nicht alles jedoch, was mit Sauna zu tun hat, ist der Gesundheit zuträglich. Saunabaden erfordert Ruhe und Entspannung, aber keinen Streß! Erst wenn diese Regeln beherzigt werden, entfaltet das Saunabad seine wohltuende, entschlackende und anregende Heilwirkung für den ganzen Körper. Die gesamte vegetative Reaktionslage wird positiv beeinflußt, der Stoffwechsel und die Durchblutung werden gefördert und verstärken die Entgiftung des ganzen Körpers.

Dampfbad
Wesentlich anstrengender, aber in der Wirkung auch stärker als die Sauna, ist das Dampfbad. Es ruft große Schweißausbrüche hervor und fördert die Durchblutung. Die Haut wird stark gereizt, das Unterhautzellgewebe und die Muskulatur werden von Schlackstoffen befreit. Allerdings halten viele, vor allem ältere Menschen, das Dampfbad wegen seiner starken Belastung für Körper und Kreislauf nur sehr schlecht durch. Wer aber noch über gute Kondition verfügt, kann unbedenklich Dampfbäder durchführen.

4. Wirksame Therapien für kranke Arterien

Wenn Sie alle im vorhergehenden Kapitel aufgeführten Maßnahmen gewissenhaft befolgen, können Sie sich vor arteriellen Durchblutungsstö-

rungen schon weitgehend schützen. Treten aber trotz aller vorbeugenden Verhaltensweisen dennoch deutliche Beschwerden auf, müssen je nach Diagnose schwerere Geschütze aufgefahren werden.
Haben Sie aus Unkenntnis oder Bequemlichkeit nichts gegen Durchblutungsstörungen unternommen und leiden nun unter einer arteriellen Erkrankung, dazu gehört ein ständig zunehmender Bluthochdruck ebenso wie ein fortgeschrittenes Stadium der Arteriosklerose, müssen Sie selbstverständlich sofort alle therapeutischen Maßnahmen genau beherzigen. Stellen Sie das Rauchen ein, machen Sie Gymnastik, Gehtraining, essen Sie viel Knoblauch, ernähren Sie sich gesund, und führen Sie auch Kneippsche Anwendungen durch. Nachstehend einige zusätzliche Vorschläge sowie kurze Hinweise, was in der naturheilkundlichen Praxis für Sie getan werden kann. Die dabei erwähnten Therapiemethoden werden ebenfalls im Teil vier ausführlich beschrieben.

a) Kalte Hände und Füße (periphere arterielle Durchblutungsstörungen)

Wenn weder Gehtraining noch Kneippsche Anwendungen wie Kaltwassergüsse, warme Fußbäder, Wechselduschen, Trockenbürsten und dergleichen mehr dazu führen, daß das ständige Frieren ganz aufhört und Sie endlich wieder einmal warme Hände und Füße bekommen, wird es wahrscheinlich nötig sein, gezielt bestimmte Mineralien zu sich zu nehmen. Besonders wichtig sind dabei Magnesium, Kalium und Kalzium. Die Einnahme dieser Mineralien erfolgt am besten in Form von Brausepulver oder Tabletten, die Sie über mehrere Wochen regelmäßig zu sich nehmen sollten. Eine kurmäßige Einnahme ist in regelmäßigen Abständen zu wiederholen, wobei es freilich ratsam ist, den Mineralienspiegel einmal vom Arzt untersuchen zu lassen. Es wäre wenig zweckmäßig, ein Mineral noch zusätzlich einzunehmen, das in Ihrem Körper bereits in zu hoher Dosierung vorhanden ist. Mit entsprechenden Laboruntersuchungen ist aber sehr leicht festzustellen, wo ein Mangel besteht oder wo vielleicht zuviel vorhanden ist. Man muß dabei wissen, daß die Mineralien in einem bestimmten Verhältnis zueinander stehen müssen, damit unsere Körperfunktionen normal funktionieren. Es kommt also auch bei der Mineralieneinnahme auf die richtige Menge von jedem Mineral an. Werden die Mineralien richtig dosiert, sinkt dadurch deutlich die Neigung zu Gefäßkrämpfen, und die Gefahr von Durchblutungsstörungen nimmt ab.
Auch Tees haben sich zur Linderung von kalten Händen und Füßen gut bewährt, insbesondere Misteltee und Blasentangtee. Setzen Sie Misteltee über Nacht kalt an, und trinken Sie davon morgens regelmäßig eine Tasse.

Der Blasentangtee dagegen wird als Aufguß zubereitet. Auch davon täglich ein bis zwei Tassen.
Nicht nur zur Erwärmung, sondern auch zur Durchblutungsförderung in Armen und Beinen beziehungsweise Händen und Füßen empfehlen sich temperaturansteigende Bäder (siehe Wassertemperaturübersicht für Bäder auf S. 108). Besser als das Zugießen von heißem Wasser sind allerdings die Schiele-Kreislauf-Fußbäder. Dabei wird das Wasser in einer elektrisch betriebenen Fußbadewanne kontinuierlich aufgewärmt. Im Kapitel über die Therapien in der Praxis werde ich Ihnen Näheres darüber berichten. Hier sei nur gesagt, daß diese Anwendungen selbstverständlich auch zu Hause durchgeführt werden können, denn diese Wannen sind nicht zu teuer und leicht zu bedienen.
Sehr hilfreich sind auch sehr harte, genoppte Massagematten, auf die Sie sich mehrmals täglich stellen sollten. Wippen Sie dann mit den Füßen hin und her, so daß die Noppen Ihre Fußsohlen kräftig durchmassieren. Dies hat nicht nur einen durchblutungsfördernden Effekt, sondern regt auch die Fußreflexzonen an. Dadurch kommt es über bestimmte Reflexbahnen zu wünschenswerten Heilreaktionen im ganzen Körper. Auch hierzu folgt im Kapitel über die Therapie in der Praxis noch Näheres.
Nehmen Sie regelmäßig ein Wannenbad mit einer Abkochung aus Roßkastanie. Die Kastanien sollten vor dem Kochen natürlich aufgeschnitten werden, damit sie die wirksamen Heilstoffe vollständig abgeben. Auch Rosmarinabsud eignet sich hervorragend für ein Wannenbad.

Therapiemöglichkeiten in der Naturheilpraxis
Ansteigende Schiele-Kreislauf-Arm- und Fußbäder, Ozon-Sauerstoff-Injektionen in die Leistenarterie bzw. Oberarmarterie, Reizstromtherapie, Homöopathie usw.

b) Unterbrochenes Hinken oder »Raucherbein« (Claudicatio intermittens »Schaufensterkrankheit«)

Die wichtigste Therapie bei der »Schaufensterkrankheit« ist es, die Durchblutung der Arterien in dem betreffenden erkrankten Bein wieder zu verbessern. Dies geschieht in der Regel mit blutverdünnenden Arzneimitteln, die gleichzeitig die Gefäße entkrampfen und außerdem dafür sorgen, daß Ablagerungen an den Gefäßwänden aufgelöst werden. Besonders bewährt haben sich dafür natürliche, blutverdünnende Wirkstoffe wie proteolytische Enzyme, die Sie in Ihrer Apotheke rezeptfrei kaufen können. Das bekannteste Präparat ist Wobenzym, das in Tablettenform, als Granulat und als Salbe erhältlich ist. Im Teil vier dieses Buches werde ich ausführlich auf die proteolytischen Enzyme eingehen.

Weitere unterstützende Maßnahmen:

- Gehen Sie soviel wie möglich spazieren. Durch regelmäßiges Wandern bilden sich oft Umgehungsblutgefäße aus, sogenannte Kollateralen, die selbst bei Verstopfung einer Ader dafür sorgen, daß das Blut über andere Blutgefäße umgeleitet wird.
- Machen Sie ansteigende Fußbäder, am besten mit der Schiele-Kreislauf-Badewanne. Nehmen Sie Präparate mit Gingko-Biloba-Extrakt ein, die Sie als Tropfen oder Dragees ebenfalls in der Apotheke erhalten.
- Auch bei der »Schaufensterkrankheit« helfen regelmäßige Trockenbürstenmassagen.
- Bevorzugen Sie kochsalzarme und vitaminreiche Ernährung.
- Trinken Sie viel Obst- oder Gemüsesaft (Aprikose, Brennessel, Johannisbeere, Knoblauch, Löwenzahn, Rosmarin, Weißdorn oder Zwiebel).
- Therapiemethoden in der Naturheilpraxis:
  Bei jeder Form der »Schaufensterkrankheit« bringen Injektionen mit Kälberblutextrakt, Gingko-Biloba-Extrakt oder auch Ozon in die Leistenarterie des betroffenen Beines die besten Erfolge. Hilfreich ist auch Milzextrakt, den es sowohl als Injektionslösung als auch in Form von Tabletten gibt. Ergänzende Therapie: Ozon-Begasung des Beines, Sauerstoff-Mehrschritt-Therapie, Homöopathie, Akupunktur, Reizstrombehandlung usw.

c) Arterienverkalkung (Arteriosklerose)

Die Bekämpfung der Arteriosklerose, die den gesamten Körper betrifft und in achtzig Prozent der Fälle erst im Alter spürbar wird, sollte schon in frühester Jugend beginnen. Wer sich viel bewegt, vernünftig ernährt und vorbeugend natürliche Mittel gegen erhöhte Blutfettwerte und dergleichen einnimmt, wird von dieser Krankheit meist verschont. Wichtig ist dabei auch, daß ein etwa bestehender zu hoher Blutdruck von Anfang an mit naturheilkundlichen Mitteln behandelt wird. Je früher die Krankheit bekämpft wird, desto besser sind die Heilungsaussichten. Das können Sie tun:

- Stellen Sie Ihre Ernährung auf eine vitalstoffreiche Vollwertkost um, vermeiden Sie alle sichtbaren Fette, vor allem tierische Fette und Alkohol. Rauchen ist – wie bei allen arteriellen Erkrankungen – selbstverständlich verboten.

- Legen Sie wenigstens einmal wöchentlich einen Safttag ein, an dem Sie bis zu einem Liter vitaminreiche Obst- und Gemüsesäfte trinken.
- Vermeiden Sie Kochsalz.
- Vermeiden Sie ungesunden Streß (Dis-Streß), und sorgen Sie für viel Bewegung an frischer Luft.
- Trinken Sie Kräutertees, etwa folgende Mischung:
  * Baldrian, Kümmel, Melisse, Mistel und Weißdornkraut, zu gleichen Teilen als Aufguß.
  * Baldrianwurzel, Kamille, Johanniskraut, Mistel, Rosmarinblätter, Spitzwegerich, Schafgarbe und Weißdorn, zu gleichen Teilen als Aufguß.
- Von diesen Teemischungen täglich zwei bis drei Tassen warm und schluckweise trinken.
- Essen Sie regelmäßig Knoblauch, oder nehmen Sie wenigstens die frische Knoblauchtinktur ein. Machen Sie Kneippsche Anwendungen, wie wechselwarme Teilwaschungen von Ober- und Unterkörper.
- Trainieren Sie Ihre »grauen Zellen«. Lösen Sie Kreuzworträtsel, spielen Sie Schach, lesen Sie viel, und suchen Sie vor allem Unterhaltung mit anderen Menschen.
- Therapiemöglichkeiten in der Naturheilpraxis:
  Besonders bewährt haben sich bei jeder Form von Arteriosklerose die »große Blutwäsche« und die Sauerstoff-Mehrschritt-Therapie. Weiterhin wirkungsvoll: ansteigende Fußbäder, Akupunktur, Homöopathie, Zellextrakte, Procaininjektionen, Farbtherapie, Körperentgiftung usw.

d) Verkalkung der Gehirnarterien (Cerebralsklerose)

Wenn die ersten Anzeichen für eine Gefäßverkalkung in den Gehirnarterien zu erkennen sind, ist – außer dem oben erwähnten »Gehirntraining« – fast nur noch eine medikamentöse Spezialbehandlung möglich. Aber auch diese Therapie können Sie wirksam unterstützen:

- Stellen Sie Ihre Ernährung auf eine vitaminreiche Vollwertkost um.
- Verzichten Sie auf Genußgifte wie Rauchen, Alkohol und Kaffee.
- Treiben Sie viel Sport an der frischen Luft.

Als weitere Therapiemaßnahmen kommen in Frage:
Homöopathie, ansteigende Fußbäder, Akupunktur, durchblutungsfördernde Pflanzenextrakte usw.

e) Blutungen in Gehirnarterien (Schlaganfall/Apoplexie)

Ein Schlaganfall kommt selten plötzlich und unerwartet. Meist zeigt er sich schon durch entsprechende Vorboten. Schwindelgefühl und Benommenheit sollten deshalb immer beachtet werden, vor allem, wenn bei dem Patienten auch ein enorm hoher Blutdruck besteht. Manchmal aber trifft der Schlaganfall sein Opfer auch ohne vorherige Warnung. Ausgelöst wird er durch eine Blutung aus einer Gehirnarterie ins Gehirngewebe hinein oder als Folge der Verstopfung einer Gehirnarterie durch ein Blutgerinnsel. Das Bild, das der Patient nach einem Schlaganfall bietet, ist in beiden Fällen gleich. Ob das Gehirn durch eine Massenblutung oder durch die Unterbrechung der ernährenden Blutzufuhr geschädigt wurde – in fast allen Fällen tritt eine vollständige oder partielle Lähmung auf einer Körperseite des Patienten ein.
Nach einem Schlaganfall ist schnelle und fachmännische Hilfe notwendig. Der Patient sollte möglichst wenig transportiert und ruhig gelagert werden. Er sollte auch nichts zu trinken bekommen, denn es besteht die Gefahr einer Bewußtlosigkeit: In diesem Fall droht Erstickung. Holen Sie in jedem Fall auf schnellstem Weg den Krankenwagen. Hier kann nur noch der Arzt helfen. Freilich können Sie beizeiten einem Schlaganfall vorbeugen:

- Kontrollieren Sie regelmäßig Ihren Blutdruck. Achten Sie darauf, daß Sie nicht längere Zeit unter Bluthochdruck leiden. Andernfalls müssen Sie entsprechende Medikamente einnehmen beziehungsweise Heilmaßnahmen ergreifen.
- Ernähren Sie sich gesund und sorgen Sie auf jede Weise dafür, daß Ihr Blut dünnflüssig bleibt und es zu keiner Fettablagerung in den Gehirnarterien kommen kann.
- Nehmen Sie schon vorbeugend proteolytische Enzyme ein, die dafür sorgen, daß Thrombenbildung weitestgehend verhindert wird und der Blutfluß in Gang bleibt.

Vorbeugende Maßnahmen in der Naturheilpraxis:
Als besonders wirksame vorbeugende Maßnahmen gegen Schlaganfall haben sich in der Naturheilpraxis Methoden wie die »große Blutwäsche«, die Sauerstoff-Mehrschritt-Therapie und die ansteigenden Kreislauffuß-

bäder sowie Enzyminjektionen mit Schlangenreintoxinen, blutverdünnende und verkalkungshemmende Pflanzenpräparate bewährt.

Therapiemöglichkeiten in der Naturheilpraxis nach einem Schlaganfall: Sind nach einem Schlaganfall Lähmungen zurückgeblieben, sollte eine naturheilkundliche Therapie möglichst schnell beginnen. Natürlich gehört dazu auch ein krankengymnastisches Training, das unter geschulter Anleitung erfolgen sollte. Weiterhin hilfreich sind Injektionen mit Zellextrakten, die Sauerstoff-Mehrschritt-Therapie, die »große Blutwäsche«, Reizstromtherapie, Schlangenreintoxine, homöopathische Mittel usw.

f) Herzinfarkt

Über die Problematik des Herzinfarkts wurde schon mehrfach gesprochen. Ist der Infarkt erst einmal da, ist es für vorbeugende Maßnahmen und »Selbsttherapie« zu spät. Als Erste-Hilfe-Maßnahme hat sich hier das Einnehmen von Strophantin-Zerbeiß-Kapseln bewährt, die Sie sich von Ihrem Arzt verschreiben lassen können. Die Wirkstoffe des Strophantins gelangen über die Schleimhaut sofort ins Blut und sorgen dafür, daß Ihr Herz wieder den lebensnotwendigen Sauerstoff erhält. Meistens lassen sich damit die lebensgefährlichen Auswirkungen eines Herzinfarktes verhindern, oder es kommt bei rechtzeitiger Einnahme zu Beginn der Schmerzen erst gar nicht dazu. Prof. Dr. von Ardenne, der Erfinder der Sauerstoff-Mehrschritt-Therapie, empfahl mir deshalb bei meinem Besuch in seinem Dresdner Institut: »Raten Sie all Ihren Patienten, immer ein Päckchen mit Strophantinkapseln bei sich zu tragen und bei den ersten Anzeichen eines Herzinfarktes sofort eine Kapsel zu zerbeißen und sich ruhig zu verhalten. Achten Sie also auf die Symptome, die einen Herzinfarkt ankündigen können: Starker »Vernichtungsschmerz« in der Brust, dazu manchmal Erbrechen, kalter Schweiß und Todesangst.

Maßnahmen bis zum Eintreffen des Arztes:

- Vollkommene körperliche Ruhe einhalten und hinlegen;
- feucht-heiße Umschläge um Hände und Unterarme. Die Umschläge häufig wechseln, um eine möglichst starke Erwärmung und damit eine Erweiterung der Blutgefäße in den Armen zu erreichen, wodurch eine Erweiterung der verengten Herzkranzgefäße erzielt werden kann.

Vorbeugende Maßnahmen gegen Herzinfarkt:

- Viel Bewegung an frischer Luft;
- geregelte, gesunde vitalstoffreiche Vollwertkost;

- Verzicht auf Alkohol, Nikotin und Kaffee;
- Vermeidung von ungesundem Dis-Streß;
- regelmäßige Kuren mit Magnesiumdragees, Weißdornsaft, Knoblauch sowie Vitamin A und E (z. B. A–E Mulsin.)

Therapiemöglichkeiten in der Naturheilpraxis:

Vorbeugen
Sauerstoff-Mehrschritt-Therapie, regelmäßige »große Blutwäsche«, durchblutungsteigernde und herzkräftigende homöopathische Arzneimittel, Akupunktur, Neuraltherapie usw.
Nach dem Infarkt
Als wichtigste Therapie nach dem Herzinfarkt zur Wiederherstellung der Sauerstoffversorgung des Herzmuskels ist die von Prof. Dr. Manfred von Ardenne entwickelte Sauerstoff-Mehrschritt-Therapie zu nennen. Nach den jahrelangen Forschungen von Prof. von Ardenne steht heute fest, daß diese Therapie ganz wesentlich dazu beiträgt, die Gefahr eines weiteren Infarkts vom Patienten abzuwenden.
Zusätzliche Maßnahmen: große Blutwäsche, Neuraltherapie, homöopathische Präparate, Akupunktur, ansteigende Schiele-Kreislauf-Fußbäder usw.

g) Arterienentzündung

Eine Entzündung tritt meistens infolge einer anderen Infektion oder einer chronisch-rheumatischen Erkrankung auf. Wichtigste Therapie ist deshalb hier zuerst einmal die Beseitigung des Grundleidens. Natürlich gibt es für Sie hier einige Möglichkeiten, diese Behandlung durch entsprechende »Selbsttherapie« zu unterstützen:

- Besonders wichtig ist – wie bei allen Entzündungen oder Durchblutungsstörungen – die Einnahme von hochdosierten proteolytischen Enzymen (Wobenzym).
- Hilfreich sind auch abwehrsteigernde homöopathische Medikamente, wie zum Beispiel Echinacea (roter Sonnenhut).
- Bewährt haben sich auch Enzyme aus Schlangengiften, die als Schlangenreintoxine in der Apotheke erhältlich sind.
- Therapiemöglichkeiten in der Naturheilpraxis:
  Besonders wirksam sind Injektionen mit Procain oder auch Ozon in die betroffenen Arterien.

Weitere Möglichkeiten: Akupunktur, homöopathische Arzneimittel, abwehrsteigernde und entzündungshemmende Pflanzenpräparate.

h) Arterielle Verschlußerkrankungen (Thrombosen) und ihre Folgen

Alle arteriellen Thrombosen und die gegebenenfalls daraus resultierenden Embolien gehören selbstverständlich in ärztliche beziehungsweise klinische Behandlung: Meistens ist ein operativer Eingriff notwendig, um den Verschluß zu beseitigen. Ihre Mitarbeit an der Heilung beschränkt sich im wesentlichen darauf, nach einem erfolgreichen Eingriff oder während einer medikamentösen Behandlung das Versäumte nachzuholen und mit bewährten Hausrezepten zu unterstützen. Besonders dann, wenn der arterielle Verschluß in den Beinen bereits zu brandigen Zehen oder Füßen führt, ist schnelle Hilfe notwendig, wenn Sie eine Amputation des Fußes verhindern wollen.

Das können Sie tun:
- Hochdosierte Einnahme von proteolytischen Enzymen;
- Einnahme von Ginko-Biloba-Präparaten;
- Ansteigende Fußbäder oder Wechselbäder;
- Einnahme von Vitamin A und E (z. B. A–E Mulsin) und Magnesium;
- des weiteren alle im Kapitel über die »Schaufensterkrankheit« oder Arterienverkalkung erwähnten Maßnahmen.

Therapiemethoden aus der Naturheilpraxis:
Wichtigste Therapie in der Naturheilpraxis bei einem beginnenden Brand (Gangrän) ist die Ozon-Sauerstoff-Injektion in die Leistenarterie des betroffenen Beines. Zusätzlich werden auch Ozon-Begasungen des betreffenden Unterschenkels durchgeführt. In die Leistenarterie sollten außerdem Procain und ginko-biloba-haltige Arzneimittel injiziert werden.
Auch Kälberblutextrakt, z.B. Actovegin oder Actihaemyl, wirkt durchblutungsfördernd und regenerierend. Ist bereits ein Gangrän vorhanden, wird Ozon unter die Haut rings um das Gangrän injiziert. Auch hier kann zusätzlich noch Kälberblutextrakt gespritzt werden.
Weitere Maßnahmen: Sauerstoff-Mehrschritt-Therapie, »große Blutwäsche«, Reizstrombehandlung, homöopathische Behandlung usw.

3. Teil
Gesunde Ernährung

1. Was ist Vollwerternährung?

Immer wieder ist in diesem Buch die Rede davon, wie Sie sich gesund ernähren können. Das hat seinen guten Grund, denn die Ernährung ist gerade bei der Bekämpfung und Vorbeugung von Durchblutungsstörungen ein wesentlicher Faktor. Ohne gesunde Ernährung wird die beste Therapie nichts nützen. Andererseits ist die gesunde Ernährung die beste Voraussetzung, überhaupt niemals an Durchblutungsstörungen zu erkranken. Zu vermeiden sind Lebensmittel, die in irgendeiner Weise industriell verarbeitet wurden, denn jedes Verfahren zur Konservierung von Lebensmitteln zerstört wertvolle Vitalstoffe – Vitamine, Enzyme, Spurenelemente, Mineralien usw. Dieser Mangel muß wieder ausgeglichen werden, und so schlägt die Chemie dann nochmals zu: Geruchs- und Farbstoffe oder auch Geschmacksverstärker sollen die traurigen Magenfüller, zu denen die ehemaligen Lebensmittel häufig verkommen sind, wieder verbessern. Aussehen, Geruch und Teile des Geschmacks der unbearbeiteten Nahrung werden wieder vorgetäuscht. Als Ersatz für verlorene Vitamine werden synthetische Vitamine zugesetzt. In meinem ebenfalls im Ehrenwirth Verlag erschienen Buch »Naturheilmittel gegen Umweltgifte« habe ich mich ausführlich mit den chemischen Nahrungsmittelzusätzen und ihrer Gefährlichkeit für unsere Gesundheit auseinandergesetzt. Nur gesunde Vollwert-Nahrungsmittel können durch das Fehlen von schädlichen tierischen Fetten, Kohlenhydraten und Eiweißstoffen verhindern, daß es zu Ablagerungen in den Blutgefäßen, zur »Blutverdickung« und ganz allgemein zu Durchblutungsstörungen kommt. Was also sollten Sie nicht mehr essen?

Zu den Einschränkungen, die Sie nach der Umstellung auf eine gesunde Ernährung schon bald nicht mehr als solche empfinden, gehört der Verzicht auf tierische Fette, wie sie reichlich in Fleisch, Wurstwaren und auch in den meisten Käsesorten vorhanden sind. Es geht also nicht nur um Speck und Schweineschmalz, deren Schädlichkeit für die Blutgefäße allgemein bekannt ist. Lediglich die Butter macht hier eine Ausnahme, denn sie ist ein für unseren Körper relativ unbedenkliches Nahrungsmittel.

Ergänzt durch Milchprodukte und Eier – aber davon wegen des hohen Cholesteringehaltes höchstens drei in der Woche –, hat eine völlige vegetarische Ernährung keinerlei Mangelerscheinungen zur Folge, da mit den Milchprodukten ein sonst auftretender Eiweiß- oder Kalkmangel verhindert wird.

2. Fleisch

Fleischloses Essen ist durchaus keine Maxime der Vollwerternährung. Doch da die Nährstoffe, die wir aus Fisch und Fleisch beziehen, auch leicht aus anderen Nahrungsmitteln gewonnen werden können, können Sie den Fleischgenuß stark einschränken. Wenn überhaupt, sollten Sie in der Woche nur ein- bis zweimal Fleischgerichte auf den Speisezettel setzen.

Eine Ausnahme bilden hier allerdings Schweinefleisch und die daraus hergestellten Wurstwaren: Darauf sollten Sie generell verzichten. Schweinefleisch enthält nicht nur zuviel von der schädlichen Form des Cholesterins, sondern darüber hinaus schädliche Fettsäuren, Schleimstoffe, Fäulnisprodukte und sogar Substanzen, die als krebserregend gelten. Außerdem enthält Schweinefleisch heute auch noch eine ganze Reihe von giftigen Stoffen, die dem Tier bei der Mästung zugeführt werden. Das sind vor allem wachstumsfördernde chemische Mittel für die Aufzucht, Antibiotika zur Vermeidung von Krankheiten sowie Rückstände von Beruhigungsmitteln, die den Schweinen vor dem Transport zum Schlachthof eingespritzt werden, damit die hochsensiblen Tiere ihre letzte Fahrt überhaupt lebend überstehen.

Alle Schadstoffe im Schwein sind selbstverständlich auch schlecht für unser Gefäßsystem. Schweinefleisch erhöht die Blutfette und begünstigt Ablagerungen in den Blutgefäßen, was zur Arterienverkalkung und zu Stauungen in den Venen führt.

Nicht ganz so »giftig« wie das Schweinefleisch ist das Fleisch von Rindern und Geflügel, obwohl es – als Folge der Massentierhaltung – zunehmend Antibiotika und andere chemische Präparate enthält.

Die wichtigste Empfehlung heißt daher, vor allem Fleisch von nicht gemästeten und weitgehend freilebenden Tieren zu essen. Dazu gehören Lamm- und Ziegenfleisch ebenso wie Wild. Leider aber ist gerade das Fleisch von Rot- und Schwarzwild in vielen Teilen Deutschlands durch radioaktive Strahlung schwer in Mitleidenschaft gezogen. Betroffen davon waren auch die bis dahin so vorbildhaft gehaltenen Freiland-Hühner.

3. Brot und Mehl

In der heute noch hauptsächlich verwendeten Form sind Brot und Mehl für den Körper nur belastend. Denn für Back- und Teigwaren wird heute fast ausschließlich handelsübliches Auszugsmehl verwendet. Ob nun aber Weizenauszugsmehl oder das hellgraue Roggenauszugsmehl: bei beiden handelt es sich um wertlose Stärkeprodukte – und damit um die gefürchteten Dickmacher –, denn bei der Herstellung wurden die äußeren Schichten der Getreidekörner entfernt. Gerade in der Außenschale aber befinden sich sämtliche im Getreide reichlich enthaltenen Vitalstoffe, so zum Beispiel das besonders wichtige Vitamin B_1, das unter anderem Stoffwechselstörungen und Nervenüberreizungen verhindert. Auch allen Backwaren, die aus Auszugsmehl hergestellt werden, fehlen die unverdaulichen Ballaststoffe, die der Darm benötigt, um gesund funktionieren zu können. Kein Wunder also, daß Verstopfungen heute zu den weitestverbreiteten Krankheiten überhaupt gehören. Wer sich jedoch vollwertig ernährt, wird diese lästige Funktionsstörung des Darms bald vergessen. Und ein gesunder Stuhlgang ist die erste Voraussetzung für die Vermeidung von Hämorrhoiden.

Leider sind Vollkornprodukte in der Regel teurer als die industriell angefertigten Auszugsmehlbrötchen und Brotsorten. Doch der Vorteil, den diese gesunden Nahrungsmittel für uns bringen, wiegt sicherlich den höheren Preis auf. Natürlich können Sie auch versuchen, aus Vollkornmehl selbst Brötchen, Brot und Kuchen herzustellen. Auch für Pfannkuchen sollten Sie Vollkornweizen- oder Buchweizenmehl verwenden.

Vollkorn ist jedoch nicht nur für Backwaren wichtig. Auch die wichtigsten Beilagen zu den Mahlzeiten gibt es als Vollkornprodukte, mitunter sogar in den »Reformecken« der großen Supermärkte. Nehmen Sie also ungeschälten Reis anstatt des glattpolierten weißen Reises. Verwenden Sie Nudeln aus Vollkornmehl. Auch andere Getreidekörner, die in der üblichen Küche in Vergessenheit geraten sind, können Sie kochen und als abwechslungsreiche Beilagen servieren. Empfehlenswert ist zum Beispiel Grünkern, die gedarrte Form des Dinkels, einer würzig schmeckenden Weizenart. Ferner eignet sich als Beilage zu Gemüse ausgezeichnet die Hirse, die immer schon eines der wichtigsten Nahrungsmittel war.

Ähnlich wie beim Obst oder Gemüse wird auch bei Getreide ein Teil der Vitamine durch Kochen und Backen geschädigt. So sind im Vollkornbrot oder -reis längst nicht mehr alle Vitalstoffe aus dem Mehl beziehungsweise aus dem Reis enthalten. Sie sollten die wichtigsten Inhaltsstoffe der äußeren Kornschichten deshalb zusätzlich roh zu sich nehmen. Dazu empfehle ich, täglich etwa drei Eßlöffel geschrotete oder aufgeweichte Getreidekörner zu essen, zum Beispiel als Grundlage eines Vollkornmüslis.

4. Zucker

Noch immer ist viel zu wenig bekannt, wie schädlich Zucker ist. Fabrikzucker enthält keinerlei Vitalstoffe und keine Nährstoffe, die dem Körper nicht ausreichend durch andere Kohlenhydrate zugeführt werden könnten. Dagegen wirken alle Zuckerarten schädlich auf den Kalkstoffwechsel und damit auf die Zähne und den Knochenbau. Das gilt für Rübenzucker wie für Rohrzucker, ob weiß oder braun. Industriell hergestellte Frucht- oder Traubenzucker machen da keine Ausnahme. Außerdem ist Fabrikzucker – im Gegensatz zu Honig oder natürlichem Fruchtzucker – ein ausgesprochener »Vitaminkiller«. Gerade die wichtigen Vitamine B_1 und D werden von ihm vernichtet.

Außer reinem Zucker sind natürlich auch alle zuckerhaltigen Genußmittel möglichst zu meiden. Dazu gehören Schokolade, Bonbons, viele Gebäckarten, süße Marmelade, Fruchtsaft- und Colagetränke sowie die meisten Obstkonserven.

Viel zu gerne wird nämlich die Tatsache vergessen, daß jedes Zuviel an Zucker vom Körper in Fett umgewandelt wird – und damit nicht nur Übergewicht, sondern auch Gefäßverkalkungen, Herzinfarkt und Schlaganfall begünstigt. Aber wer denkt schon daran, daß in einem Liter Cola oder Limonade 37 Zuckerwürfel und in zwei Eßlöffeln des beliebten Tomatenketchups auch ein Eßlöffel Zucker enthalten sind.

Auch künstlicher Süßstoff ist aus geschmacklichen Gründen, aber noch mehr wegen der befürchteten Nebenwirkungen, kein empfehlenswerter Ersatz. Etliche Präparate mußten bekanntlich schon wegen ihrer Gefährlichkeit weltweit aus dem Handel gezogen werden, wobei einer der Vorwürfe besonders schwerwiegend war: der Verdacht, daß Süßstoff Krebs erregen könnte.

Wer trotzdem nicht ganz auf Süßes in Form von Kuchen, Kompott usw. verzichten möchte, kann auf zwei Naturprodukte zurückgreifen: kristallisierten Bienenhonig und Fruchtzucker von Trockenfrüchten. Im Altertum kannte man überhaupt keine andere Möglichkeit, Speisen und Getränke zu süßen, als sie mit Honig oder Früchten zu mischen. Das einzige süße Getränk war Weinmost, wenn man einmal vom ausgepreßten Saft frischer Früchte absieht. Wer jedoch Honig verwendet, muß unbedingt darauf achten, den Honig nicht über 40 Grad Celsius zu erhitzen, sonst gehen die gesundheitsfördernden Wirkstoffe des Honigs verloren.

5. Fette und Öle

In vielen Haushalten wird heute immer noch gekocht, gebraten und gebacken wie zu Urgroßmutters Zeiten: mit großen Mengen von tierischen Fetten wie Schmalz, Speck oder Griebenfett. Doch was zu Urgroßmutters Zeiten noch zu akzeptieren war, ist heute das reinste Gift für unseren Körper. Damals mußten die Menschen noch harte körperliche Arbeit leisten, so daß die tierischen Fette als »Brennmaterial« für die Muskulatur zur Leistungsfähigkeit notwendig waren. Heute jedoch sitzt der überwiegende Teil der Bevölkerung fast nur noch am Schreibtisch, steht hinterm Ladentisch und bewegt sich kaum noch. Auch körperliche Arbeit ist nicht mehr notwendig, da die meiste von Maschinen erledigt wird. Die Folge ist, daß tierisches Fett nicht mehr verbrannt werden kann, sich im Körper ablagert und so die gefürchtete Arteriosklerose begünstigt, die nicht selten zum Herzinfarkt oder Schlaganfall führt.
Statt tierischer Fette können ebensogut pflanzliche Fette verwendet werden. Dabei ist jedoch den kaltgepreßten Ölen der Vorzug zu geben, weil darin neben den Vitaminen die hochgeschätzten »mehrfach ungesättigten Fettsäuren« enthalten sind, die der Körper braucht und nur auf diese Weise erhalten kann. Naturbelassene Pflanzenöle sind deshalb durchweg nützlich für unseren Körper, ganz besonders die Keimöle. Je nach Geschmacksrichtung können Sie dabei meist wählen zwischen Distelöl und Sojaöl, Sonnenblumenöl, Olivenöl, Weizenkeimöl usw.. Auf raffiniertes Öl sollten Sie dagegen verzichten. Hier sind durch den Verarbeitungsvorgang, der das Öl geruchs- und geschmacksneutral macht und die Haltbarkeit erhöht, die wertvollen Inhaltsstoffe bereits zerstört worden.
Zwar sind kaltgepreßte und kaltgeschlagene Pflanzenöle in der Regel etwas teurer, doch dafür auch wesentlich ergiebiger, was allein schon den höheren Preis ausgleicht.

6. Rohkost

Rohkost ist das Tüpfelchen auf dem i bei jeder Vollwertkost. Ein Drittel der täglichen Nahrungsmenge sollte auch bei Vollwerternährung frisch und roh gegessen werden. Vor allem Früchte, Salate und Gemüse. Aber auch ein Getreidemüsli darf dabei nicht fehlen.
Rohkost ist allenthalben die beste Form der Ernährung, denn in Rohkost sind noch alle Vitamine, Mineralien, Spurenelemente und Ballaststoffe unverfälscht vorhanden. Besonders ein stark belasteter und vergifteter Organismus sollte anfangs mit Rohkost entgiftet werden. Damit ist es dem Körper möglich, seine Schlackstoffe allmählich auszuscheiden, ohne

neue Giftstoffe aufzunehmen. Auch bei regelmäßiger Vollwerternährung sollten zwischendurch immer wieder Rohkosttage eingelegt werden. Damit können Sie ein Überhandnehmen der Blutfette verhindern und so der Arterienverkalkung wirksam vorbeugen.

7. Richtig essen

Natürlich ist nicht nur wichtig, was wir essen, sondern auch, wie wir essen. Falls Sie bisher gewohnt waren, Ihr Essen nur in Hetze »einzuschaufeln«, sollten Sie diese Unart gleichzeitig mit der Kostumstellung aus Ihrem Leben verbannen. Nur wenn Sie Ihr Essen in Ruhe zu sich nehmen, es gründlich kauen und einspeicheln, ist Ihr Verdauungstrakt in der Lage, alle in der Nahrung enthaltenen lebenswichtigen Vitalstoffe richtig aufzuschließen, zu verarbeiten und dem Organismus zuzuführen. Andernfalls werden die Blutgefäße nicht ausreichend mit wichtigen Vitaminen und Mineralien, wie Vitamin A und E sowie Magnesium und Kalzium, versorgt, die unter anderem die Elastizität der Adern erhalten und Verkrampfungen verhindern.
Wenn Sie gründlich kauen, werden Sie auch feststellen, daß Sie schneller satt werden, als wenn Sie halb Zerkautes in sich hineinschlingen oder gar mit einem Getränk hinunterspülen.
Glauben Sie nun nicht, daß Vollwertkost eine schwierige und fade Sache ist. Im Gegenteil. Richtig zubereitet wird sie zu einer wahren Gaumenfreude, an der selbst ein Gourmet nichts mehr zu meckern haben wird.
Vollwertkost verlangt auch keine strengen Vorschriften über die Mengen, die Sie essen dürfen, ebensowenig eine Anweisung zur Anzahl und Reihenfolge der Mahlzeiten. Anders als bei einer Diätkur, die auf kurzfristige Wirkung – zum Beispiel Gewichtsabnahme – abgestellt ist, können Sie also individuell vorgehen. Von einem Rückfall, der ja bei streng kontrollierten Diäten so häufig ist, kann dann kaum die Rede sein.

8. Vollwertmahlzeiten

Ich will Ihnen hier keine großen Rezeptvorschläge machen. Kochbücher über Vollwertkost finden Sie in jeder guten Buchhandlung in großer Auswahl. Die Rezeptvorschläge reichen von deftiger Hausmanns-Vollwertkost bis hin zur Nouvelle cuisine aus Vollwertprodukten. Wählen Sie nach Ihrem persönlichen Geschmack aus, was für Sie in Frage kommt, und lassen Sie sich im Buchhandel beraten.
Aber Achtung! Sehr schnell werden Sie feststellen, daß Vollwertkost

durchaus keine »Magerkost« ist. Deshalb werden Sie auch Rezepte finden, die vor viel Sahne, Butter, kalorienreichem Käse und dergleichen mehr nur so strotzen. Im Interesse Ihrer Blutgefäße sollten Sie auf diese fetthaltigen Kalorienbomber verzichten. Zwar gehören gesunde Fette durchaus auch zur Vollwerternährung, aber im Hinblick auf die Vermeidung oder Vorbeugung von Durchblutungsstörungen sollten Sie die fettärmeren Mahlzeiten bevorzugen. Das gilt insbesondere für diejenigen, die sowieso schon mehr herzbelastende Pfunde mit sich herumtragen, als ihnen guttut, und deren Blut über Gebühr mit Fett gesättigt ist.

4. Teil
Das hilft auch noch in schweren Fällen – Erfolgsmethoden aus der naturmedizinischen Praxis

A. Kreislaufentlastung durch Ableitungstherapien

1. Der Aderlaß

Schon im Mittelalter nahmen die Bader bei Ihren Patienten häufig einen Aderlaß vor. Freilich geriet der Aderlaß durch falsche Anwendung bald ins Zwielicht, denn besonders bei der häufigen Schwindsucht war er ein denkbar ungeeignetes Mittel. Viele Patienten starben, nachdem man sie nicht anders zu behandeln wußte, als sie immer wieder zur Ader zu lassen. Auch wurden damals nicht nur einige Kubikzentimeter Blut aus den Venen der Kranken abgezapft, sondern nicht selten mehrere Liter. Das übersteht kein Mensch, erst recht nicht ein kranker und geschwächter Körper. Die Folge davon war, daß der Aderlaß immer mehr in Vergessenheit geriet. Jetzt allerdings erlebt er eine Renaissance, denn mittlerweile hat man aufs neue erkannt, welchen Nutzen er für einen kranken Organismus mit sich bringen kann. Und heute weiß man auch, daß ein richtig durchgeführter Aderlaß für den Patienten nicht nur völlig unschädlich, sondern hilfreich und vitalisierend sein kann. Man denke hierbei zum Beispiel an die Butspende, bei der ja auch eine große Menge Blut abgezapft wird. Dieser »Aderlaß aus Nächstenliebe« hat noch niemandem geschadet und, richtig durchgeführt, bringt er dem Blutspender sogar bald darauf gesteigerte Lebenskräfte.
Grund für die vitalisierende Wirkung eines Aderlasses ist, daß nach dem Blutzapfen der Körper gezwungen wird, das verlorene Blut rasch durch frisches Blut zu ersetzen. Außerdem strömt Flüssigkeit aus dem Gewebe durch die Kapillaren in den Blutkreislauf zurück. Dadurch können sich zum Beispiel Schwellungen und Stauungen im Organismus auflösen. Nicht selten verschwinden damit Kopfschmerzen und »dicke Beine«. Natürlich werden auch alle Organe, vor allem das Herz, durch einen Aderlaß kräftig entlastet. Eine weitere positive Wirkung ist eine deutliche Senkung des Blutdrucks. Bei wiederholtem Aderlaß wird das Blut immer dünnflüssiger und verliert immer mehr an Blutfetten. Dort, wo vorher kaum noch rote Blutkörperchen in die Zellen gelangten, wird nun wieder Sauerstoff angeliefert, und Schlackstoffe werden abtransportiert. Die deutlich bessere Versorgung der Gewebe steigert das Wohlbefinden des Patienten.

Richtig eingesetzt ist der Aderlaß also eine wunderbare Therapie für den Patienten, der mit zu dickem Blut und hohem Blutdruck oder Durchblutungsstörungen zu tun hat. Auch bei immer wiederkehrenden Angina-pectoris-Anfällen, bei drohendem Schlaganfall oder Herzinfarkt leistet der Aderlaß hervorragende Dienste. Ja selbst die Folgen eines bereits erlittenen Schlaganfalls können durch einen Aderlaß abgeschwächt werden, da der Blutentzug dafür sorgt, daß die Blutung im Gehirn sich nicht weiter ausdehnt.

2. Blutegeltherapie

Immer häufiger können Sie im Schaufenster von Apotheken als Blickfang ein kleines Aquarium mit 15 – 20 cm langen, dicken Würmern finden. Es sind Blutegel – Ringelwürmer mit abgeplatteter Körperunterseite, die am Kopfende einen Mundsaugnapf und am Hinterende eine Haftscheibe haben. Das befähigt sie, sich überall so fest anzusaugen, daß man sie ohne chemische Reize oder Gewaltanwendung nicht von der Unterlage entfernen kann. Das gilt auch, wenn sich diese Blutegel auf der Haut eines Menschen oder Tieres festgesaugt haben. Erst wenn die »Egel« etwa 10g Blut aus ihrem Opfer herausgesaugt haben, sind sie »gesättigt« und fallen in der Regel von selbst ab.

Blutegel werden in der Naturheilkunde zu »kleinen Aderlässen« oder Schröpfung eingesetzt, vor allem zur Behandlung von Krampfadern oder Thrombosen. Leider sind sie in den so unsauber gewordenen Teichen oder Seen kaum noch zu finden, so daß sie speziell gezüchtet werden müssen.

Nützlich ist der Einsatz der Blutegel überall dort, wo es zu Blutstauungen gekommen ist. Besonders erfolgreich ist die Blutegeltherapie bei Krampfadern (Varizen). Hier dürfen die Blutegel jedoch nicht auf die Krampfadern gesetzt werden, sondern müssen *daneben* plaziert werden. Durch das Blutansaugen sorgt der Egel dafür, daß das Gewebe entstaut wird und daß so auch aus der daneben liegenden Krampfader wieder Blut ablaufen kann.

Doch der Egel hat noch eine weitere Heilwirkung für Sie parat. Bei seinem Biß spritzt er nämlich ein betäubendes Sekret in die Haut. Dieses Sekret, »Hirudin« genannt, sorgt nicht nur dafür, daß der Biß für Sie kaum spürbar ist, sondern es hemmt auch die Blutgerinnung. Außerdem wirkt er blutverdünnend, beseitigt Venenstauungen und verhindert das Zuheilen der Bißstelle bis zu 20 Stunden. Das Nachbluten ist von großer therapeutischer Wirksamkeit. Sie sollten es daher nicht mit einem Pflaster oder mit einer Binde stoppen, sondern so lange warten, bis die Blutung von selbst aufhört.

B. Ozon-Sauerstoff-Therapie

Schon Anfang der fünfziger Jahre hat die medizinische Forschung erkannt, daß oft einfach ein Mangel an Sauerstoff im Blut für viele Beschwerden verantwortlich ist, denen mit Medikamenten nicht beizukommen war. Das trifft in ganz besonderem Maße für alle arteriellen Verschlußkrankheiten zu – vor allem in den Beinen –, aber auch für Durchblutungsstörungen des Gehirns. Professor Payr war es zu verdanken, daß mit Hilfe von Ozon ein derartiger Sauerstoffmangel wieder behoben werden konnte. Professor Payr entdeckte, daß der »Supersauerstoff« Ozon, das heißt, oxydierter Sauerstoff mit der chemischen Formel O_3, auch als Injektion verabreicht werden kann. O_3 entsteht durch Einwirkung von ultravioletter Strahlung, sehr großer Hitze oder Elektrizität aus normalem Sauerstoff. Sicher ist Ihnen auch schon einmal der bekannte Ozongeruch aufgefallen, der nach schweren Gewittern im Hochgebirge zu schnuppern ist. Hier liegt Ozon in hoher Verdünnung in der Luft vor. Und das ist gut so, denn in unverdünnter Form ist Ozon so aggressiv, daß es mit allen lebenswichtigen Stoffen in unserem Körper Nebenbindungen eingehen würde, die für den Organismus tödlich wären: Reines Ozon wirkt wie ein starkes Gift.

In der Medizin aber hat Ozon eine allseits positive Wirkung. Schon seit einiger Zeit macht man sich die Aggressivität des dreiwertigen Sauerstoffs Ozon zunutze, denn Ozon wirkt auch bakterien- und virenabtötend und kann deshalb zur Desinfektion von Schwimmbad- und Trinkwasser, aber auch zum Sterilisieren von Blutkonserven verwendet werden.

»Nur die Dosis macht es, daß ein Ding kein Gift ist.« Diese Regel stellte schon im 16. Jahrhundert der wandernde Naturarzt Paracelsus auf. Deshalb wird Ozon in der medizinischen Anwendung am Patienten nicht in hoher Konzentration, sondern verdünnt mit Sauerstoff als Ozon-Sauerstoff-Gemisch verwendet. In dieser Form kann es dem Kranken zur besseren Sauerstoffversorgung und zur Förderung der Durchblutung in Venen, Arterien, in die Gesäßmuskulatur oder unter die Haut injiziert werden. Wie das im einzelnen vor sich geht, will ich Ihnen nachstehend kurz schildern:

1. Injektionen mit Ozon-Sauerstoff

a) Die Injektion in die Vene (intravenöse Injektion)

Injektionen mit Ozon-Sauerstoff in die Armvene empfehlen sich immer dann, wenn es gilt, gezielt die Sauerstoffversorgung und die Durchblutung des Herzens zu verbessern. Auch bei Gefäßverkalkung des Herzens und des Gehirns ist diese Form der Therapie sehr wirkungsvoll. Durch die indirekte intravenöse Injektion gelangt das Ozon-Sauerstoff-Gemisch auf dem kürzesten Weg zum Herzen und von hier aus in den oberen Kreislaufteil. Allerdings muß dazu gesagt werden, daß diese Form der Ozoninjektion kaum noch Verwendung findet. Seitdem es vor einigen Jahren einen Zwischenfall bei einer Münchner Ärztin gab, wurden die Therapeuten von ihren Verbänden dazu angehalten, auf diese Form der Injektion zu verzichten. Nach eingehenden statistischen Untersuchungen an der Universitätsklinik Gießen stellte sich jedoch heraus, daß es bei insgesamt 5,5 Millionen bekannt gewordenen Ozonbehandlungen nur 40 Zwischenfälle gegeben hatte. Bis auf vier waren diese durchwegs leichter Natur. Das Risiko bei einer Ozonbehandlung beträgt damit nur 0,0007 Prozent – ein verschwindend kleiner Prozentsatz, zumal das Risiko im Grunde nur bei der intravenösen Injektion besteht. Um aber auch das kleinste Risiko zu vermeiden, sind die meisten Ozon-Therapeuten heute dazu übergegangen, statt der intravenösen Injektion die »große Blutwäsche« (siehe dort) durchzuführen.

b) Die Injektion in die Krampfader (variköse Injektion)

Diese Form der Ozoninjektion empfiehlt sich bei allen Patienten, die unter starken Krampfadern leiden. Der Vorgang ist relativ einfach: Das Blut wird am Oberschenkel gestaut. Die daraufhin stark hervortretende Krampfader wird mit einer Kanüle angestochen und das in ihr befindliche Blut abgesaugt. Anschließend wird durch dieselbe Kanüle ein exakt dosiertes Ozon-Sauerstoff-Gemisch in die Krampfader injiziert. Die Stauung am Oberschenkel bleibt aufrechterhalten, damit das Ozon nicht mit dem Blutstrom zum Herzen transportiert werden kann, sondern noch in der Krampfader verweilen muß. Auf diese Weise wird es von dem Gewebe der Ader aufgesaugt und kann seine heilende Wirkung direkt am Injektionsort entfalten. Das Ozon wirkt hierbei sehr stark entzündungshemmend und kann auch bei bestehenden Schmerzen schnell Linderung bringen.

Erst wenn das Ozon ganz vom Gewebe absorbiert ist, wird die Blutstauung am Oberschenkel wieder geöffnet.

Mit dieser einfachen Therapie wird allmählich das Gewebe der Krampfader so gestärkt, daß diese nicht nur »kosmetisch« unsichtbar wird, sondern tatsächlich zurückgeht – ganz ohne gefährliche Operation.

Was für Krampfadern gilt, gilt natürlich auch für die Vorstufen von Krampfadern, die sogenannten Besenreiser. Diese kleinen Äderchen kündigen oft schon bei sehr jungen Frauen den Beginn ernsthafter Durchblutungsstörungen an. Ozoninjektionen in diese feinsten Blutgefäße sorgen jedoch schnell dafür, daß das Blut aus dem Kapillargefäß herausgedrückt wird, daß sich Bindegewebe und Gefäßwand festigen und sich so das hervortretende Äderchen wieder zusammenzieht und verschwindet.

c) Die Injektion in die Leistenarterie (intraarterielle Injektion)

Die wirkungsvollste Behandlung gegen alle Arten von arteriellen Durchblutungsstörungen in den Beinen ist die Ozon-Sauerstoff-Injektion in die Leistenarterie. Die Injektion in die Arterie erfolgt mit einer dünnen Kanüle. Als Injektionsmittel kommen dafür nicht nur Ozon-Sauerstoff in Frage, sondern auch homöopathische Mittel wie Ginko-Biloba-Präparate oder Extrakte aus Kälberblut oder Milz. Im Handel sind diese Präparate als Tebonin (Ginko-Biloba), Voltil (Milz-Extrakt) und Actihaemyl bzw. Actovegin (Kälberblut-Extrakt) erhältlich.
Mit dem arteriellen Blutstrom gelangt das Ozon-Sauerstoff-Gemisch – beziehungsweise das betreffende Arzneimittel – nun direkt in das betroffene Bein des Patienten. Dort wird es über die kleinsten Äderchen in das Gewebe abgegeben. Auf diese Weise können auch schlecht ernährte Gewebsbereiche wieder mit Sauerstoff und heilenden Arzneimitteln versorgt werden.
Mit dieser Therapie ließ sich schon so manches Raucherbein vor der Amputation retten. Und auch die sogenannte Schaufensterkrankheit ist in der Regel nach einigen Behandlungen wieder weitgehend verschwunden. Das gleiche gilt selbstverständlich auch für chronisch kalte Hände und Füße.
Wer dagegen unter den sehr selten vorkommenden Durchblutungsstörungen der Arme leidet, kann sich die genannte Injektion statt in die Leistenarterie auch in die Arterie des Oberarms verabreichen lassen. Die Wirkung ist dieselbe, erstreckt sich aber hauptsächlich auf den Bereich des Arms und der Hand.

d) Die Injektion in den Muskel (intramuskuläre Injektion)

Sehr einfach ist die intramuskuläre Ozoninjektion, die häufig Anwendung findet. In den meisten Fällen wird das Ozon-Sauerstoff-Gemisch im Bereich des Gesäßmuskels injiziert. Das Ozongemisch wird langsam vom Gewebe aufgenommen, so daß die Wirkung entsprechend mild ist.
Diese Form der Ozoninjektion hat auch einen sehr stark umstimmenden Effekt für den Körper und dient zur Steigerung der Abwehrkräfte.

e) Die Injektion unter die Haut (subkutane Injektion)

Die subkutane Sauerstoff-Ozon-Injektion wird häufig auch als »Ozondepot« bezeichnet. Das im Bereich des schlecht durchbluteten Gewebes subkutan eingespritzte Ozon, das sich unter der Haut als Quaddel bemerkbar macht, wird schon bald von den kleinen Blutgefäßen des Körpers resorbiert. Diese allmähliche Aufnahme in den Blutstrom fördert die Sauerstoffversorgung im betreffenden Bereich und verstärkt damit die Durchblutung.
Natürlich wird die subkutane Injektion auch bei schlecht heilenden Wunden eingesetzt. Gerade bei »offenen Beinen« wird ein derartiges Depot rings um die offene Wunde gesetzt. Wie ein Schwamm saugt dann das sauerstoffhungrige Gewebe das Ozon auf, so daß sich die Wunde allmählich von den Rändern her schließen kann.

2. Große Blutwäsche mit Ozon-Sauerstoff/Haematogene Oxydationstherapie (»HOT«)

Immer wenn sich ein allgemeiner Sauerstoffmangel im ganzen Körper bemerkbar macht, ist die »große Blutwäsche« als Mittel einzusetzen. Damit ist es möglich, sehr große Mengen Ozon-Sauerstoff ins Blut des Patienten zu bringen. Dazu werden dem Patienten mittels einer Vakuumflasche 50 bis 100 ccm Blut aus der Armvene herausgesaugt. In diese Flasche wird das Ozon-Sauerstoff-Gemisch in genau dosierter Menge eingeleitet und mit dem Blut durch vorsichtiges Schütteln gut vermischt. Die Reaktion wird schnell sichtbar: Das anfangs dunkelrote, fast schwarze venöse Blut wird durch die Vermischung mit Ozon-Sauerstoff allmählich heller und erreicht schließlich eine himbeerrote Farbe. Hier erfolgt also in der Vakuumflasche die gleiche Reaktion, die ansonsten beim Atmen in der Lunge abläuft.
Das mit Ozon-Sauerstoff angereicherte Blut in der Vakuumflasche wird dann mittels Tropfinfusion in die Armvene zurückgeleitet.
Die verstärkte Sauerstoffversorgung bewirkt, daß sowohl verengte als auch erweiterte Blutgefäße wieder ein normales Gefäßvolumen annehmen, weil die Aderwände gestärkt werden. Außerdem verbessert sich die Sauerstoffversorgung auch solcher Körperbereiche, die nicht mehr ausreichend Sauerstoff aus dem Blut erhalten. Der Erfolg einer solchen Blutwäsche hält bei einigen Menschen mehrere Jahre an. In der Regel aber klingt die Wirkung rascher ab, so daß sich nach einigen Monaten eine Wiederholung dieser Therapie empfiehlt.
Der Einsatzbereich der »großen Blutwäsche« ist sehr groß. Er reicht vom

»Raucherbein« über »offene Beine«, Herzbeschwerden, Luftmangel, Gedächtnisstörungen, Konzentrationsschwäche, vorzeitige Alterserscheinungen, Abwehrschwäche und durchblutungsbedingte Seh- oder Hörstörungen bis hin zur schweren Erkrankung wie Gangrän, ebenso aber auch zur Herzinfarktvorbeugung bzw. -nachsorge. Alles, was also in irgendeiner Form mit Sauerstoffmangel oder Durchblutungsstörung zu tun hat, spricht auf die »große Blutwäsche« gut an. Besonders wirkungsvoll hat sich die »große Blutwäsche« in Verbindung mit der Sauerstoff-Mehrschritt-Therapie erwiesen, die Prof. von Ardenne in Dresden entwickelt hat. (siehe S. 104)

3. Ozonbegasung

Als völlig »unblutige« Ozontherapie ist die Ozonbegasung zu erwähnen. Die Begasung wird vornehmlich an den Unterschenkeln durchgeführt, kann aber auch an allen anderen Stellen des Körpers vorgenommen werden.

Ganz besonders hat sich diese Behandlungsmethode – in Verbindung mit der intraarteriellen Ozoninjektion – bei schweren Beinleiden bewährt, bei denen bereits die Amputation in Erwägung gezogen wurde. Hier kann die kombinierte Therapie mit Ozoninjektionen in die Leistenarterie und Ozonbegasung des Unterschenkels häufig noch einen guten Erfolg bringen und die Amputation vermeiden helfen.

Die äußerliche Begasung des erkrankten Unterschenkels wird mit Hilfe eines Kunststoffbeutels durchgeführt, der über den betreffenden Schenkel gestülpt wird und dicht zu verschließen ist. Der Behandler leitet dann durch einen fest mit dem Kunststoffbeutel verbundenen Schlauch das Ozon-Sauerstoff-Gemisch in genau dosierter Menge in die Plastiktüte.

Das Ozon wird nun zweifach wirksam. Zum einen sorgt es dafür, daß Ozon- Sauerstoff über die Haut ins Gewebe gelangt. Schlecht versorgte Körperzellen erhalten damit wieder mehr Sauerstoff und können sich allmählich regenerieren. Bei offenen Wunden führt dies bald zum Schließen der Wunde und zum Abheilen. Außerdem sorgt das Ozon-Sauerstoff-Gemisch dafür, daß offene Stellen desinfiziert werden, weil es vorhandene Bakterien abtötet.

4. Zusammenfassung

Ozon ist also in vielfacher Form eine schlagkräftige Waffe gegen Durchblutungsstörungen.
Tatsächlich ist es mit der Ozontherapie möglich, von 100 Gefäßkranken 98 wiederherzustellen. Auch die Angst vieler Patienten vor Embolien ist unbegründet. Bei richtiger Anwendung ist die Therapie mit Ozon völlig ungefährlich. Da sich das eingespritzte Ozon auf Grund seiner Reaktionsfähigkeit sofort mit dem Blut des Patienten verbindet und seinen gasförmigen Zustand verliert, sind Embolien ausgeschlossen. Mir selbst sind in 15jähriger Praxis und bei vielen tausend Anwendungen noch keinerlei Zwischenfälle passiert, und dasselbe werden Ihnen auch zahllose andere Ozontherapeuten bestätigen können.

C. Sauerstoff-Mehrschritt-Therapie (SMT) nach Prof. Dr. Manfred von Ardenne

Wie jung oder alt ein Organismus ist, entscheiden nicht nur die Lebensjahre. Leistungsfähigkeit und Schwäche werden wesentlich durch den Sauerstoffgehalt des Körpers bestimmt, also den Sauerstoffdruck in den Körperzellen und im Blut. Und der kann, muß aber nicht den Lebensjahren entsprechen. So kann ein Greis, der viel Sport treibt und immer gesund gelebt hat, den Sauerstoffdruck eines jungen Menschen haben, während ein junger Mensch, der raucht, viel trinkt, ungesund lebt und sich nie an der frischen Luft bewegt, bereits den Sauerstoffdruck eines Greises aufweisen kann.
Sauerstoff aber ist Leben! Deshalb ist die ausreichende Sauerstoffversorgung unserer Körperzellen ein Garant für eine stabile Gesundheit und natürlich für eine ausreichende Durchblutung. Heute weiß man, daß Sauerstoffmangel zu Leistungsschwäche führt, zur Verminderung der körpereigenen Abwehrkraft, zur Infektanfälligkeit, zur vorzeitigen Alterung des gesamten Organismus, zu Durchblutungsstörungen und Herzkrankheiten bis hin zum Herzinfarkt.
Ausreichende Sauerstoffversorgung des Organismus wirkt dagegen wie ein Lebenselixier. Sauerstoff sorgt dafür, daß das Gehirn besser arbeitet, das Herz seine jugendliche Leistungsfähigkeit behält, daß sich der Kreislauf und die Durchblutung stabilisieren und der Körper allgemein widerstandsfähig wird gegen alle Arten von Krankheiten, auch gegen Rheuma und Krebs. Was könnte also wichtiger sein, als stets dafür zu sorgen, daß unser Organismus ausreichend mit lebensnotwendigem Sauerstoff versorgt wird?

Lange Zeit erschien dies jedoch gar nicht so einfach, gerade bei alternden Menschen. Schon früh wußte man, daß die Lunge eines alternden Menschen immer weniger Sauerstoff aufnehmen kann und damit auch immer weniger Sauerstoff an den Körper abgegeben wird.

So hat die Lunge eines Dreißigjährigen immerhin noch eine Aufnahmefähigkeit von 5,6 Litern. Die Lunge eines Siebzigjährigen faßt dagegen nur noch 2,8 Liter. Die zwangsläufig verminderte Sauerstoffaufnahme führt schließlich zum Alterstod.

Heute weiß man, daß man den Tod zwar nicht verhindern, aber durch erhöhte Sauerstoffzufuhr doch einige Jahre hinauszögern und zusätzlich die Lebensqualität verbessern kann. Der Dresdner Wissenschaftler Prof. Dr. Manfred von Ardenne fand heraus, daß die verminderte Sauerstoffaufnahmefähigkeit der Lunge eines alternden Menschen durch kurmäßiges Einatmen von stark sauerstoffangereicherter Luft ausgeglichen werden kann. Die alternden Lungen können zwar nicht mehr soviel Sauerstoff aufnehmen wie in jungen Jahren, dafür aber ist nun der Sauerstoff in der Atemluft prozentual wesentlich konzentrierter, so daß die Menge des aufgenommenen Sauerstoffs das verkleinerte Volumen der Lunge wieder wettmacht. Jede Zelle des Organismus kann auf diese Weise wieder mit lebensnotwendigem Sauerstoff aufgeladen werden. Diese Erkenntnis führte zur Entwicklung der Sauerstoff-Mehrschritt-Therapie.

Nach anfänglichen Widerständen aus Kreisen der Schulmediziner hat sich die Sauerstoff-Mehrschritt-Therapie mittlerweile einen festen Platz in den Praxen zahlreicher Heilpraktiker und naturmedizinisch denkender Ärzte erobert. Die phantastische Wirkung dieser Therapie konnte mittlerweile vieltausendmal belegt werden. Wie geht das Ganze nun vor sich?

Sie erinnern sich, daß nicht nur von der »Sauerstoff-Therapie« die Rede war, sondern von der »Sauerstoff-Mehrschritt-Therapie«. Die Bezeichnung »Mehrschritt-Therapie« weist darauf hin, daß es sich nicht nur ausschließlich um das Einatmen von reinem Sauerstoff handelt, sondern daß hier verschiedene Schritte – im ganzen drei – durchgeführt werden.

Der erste Schritt der Sauerstoff-Mehrschritt-Therapie (SMT) besteht darin, dem Patienten in Form einer Injektion oder eines Cocktails bestimmte Vitamine oder Mineralien zuzuführen, die jede einzelne Körperzelle befähigt, mehr Sauerstoff als sonst aus dem Blut aufzunehmen und zu verarbeiten.

Der zweite Schritt der SMT ist die Sauerstoffinhalation. Über einen Schlauch mit einer Gesichtsmaske wird dem Patienten aus einer Sauerstoffflasche eine genau dosierte Menge reinen medizinischen Sauerstoffs verabreicht. In der Atemmaske mischt sich der Sauerstoff mit der normalen Raumluft, die über ein kleines Loch an der Seite der Maske eindringt. Demnach inhaliert der Patient über 40 Prozent mehr Sauerstoff, als er allein mit der normalen Atemluft aufnehmen könnte. Die Zahl der Inhalationen und die Menge des zu inhalierenden Sauerstoffs richten sich dabei nach der körperlichen Beweglichkeit und Leistungsfähigkeit des Patienten.

Wer imstande ist, sich intensiv zu bewegen – indem er z.B. während der Sauerstoffinhalation auf einem Standfahrrad Rad fährt und so seinen Kreislauf und Pulsschlag beschleunigt und schneller und tiefer atmet –, bekommt wesentlich mehr Sauerstoff verabreicht als derjenige, der seinen Sauerstoff in Ruhelage einatmet.

Aber auch in der Ruhelage läßt sich die Sauerstoffaufnahme verbessern, wenn während der Sauerstoffinhalation noch gleichzeitig ein Schiele-Kreislauffußbad durchgeführt wird (s. S. 107). Da mit derartigen Fußbädern der Blut- und Lymphfluß um das Vierfache beschleunigt wird, kann auch viermal mehr Sauerstoff durch den Körper transportiert werden.

In beiden Fällen inhaliert der Patient im Laufe einer vier- bis fünfwöchigen Kur auf diese Weise etwa 7000 Liter reinen Sauerstoff.

Als dritter Schritt der »Sauerstoff-Mehrschritt-Therapie« erfolgt nach jeder Sauerstoffinhalation ein möglichst intensives Bewegungstraining. Natürlich muß sich dieses Training der Leistungsfähigkeit des jeweiligen Patienten anpassen.

Selbstverständlich wird vor, während und nach der Kur der Sauerstoffdruck des Patienten ermittelt. Diese Messung ist äußerst einfach und läßt sich ohne Blutabnahme durchführen. Anhand der Meßergebnisse kann der Behandler feststellen, ob der Patient bereits eine ausreichende Sauerstoffkonzentration erreicht hat oder ob noch zusätzliche Sitzungen erforderlich sind.

Im Zuge der weit verbreiteten Gesundheitswelle wird die SMT heute nicht nur in Kurorten bei dafür ausgebildeten Ärzten vorgenommen, sondern auch in großen Hotels in bekannten Ferienorten. Sicher ist es sehr von Nutzen, den Urlaub mit einer SMT-Kur zu verbinden. In solchen Fällen sollten Sie sich jedoch vergewissern, daß der Behandelnde in Ihrem Hotel nicht »irgendjemand im weißen Kittel« ist, sondern die Sauerstoff-Mehrschritt-Therapie wirklich erlernt hat und über ihre Anwendung ausreichend Bescheid weiß. Lassen Sie sich nicht von geschäftstüchtigen medizinischen Laien beeindrucken, deren Interesse mehr Ihrem Geldbeutel als Ihrer Gesundheit gilt.

Lassen Sie mich abschließend noch einmal zusammenfassen:

Das Mehrangebot an Sauerstoff durch die Sauerstoff-Mehrschritt-Therapie erhöht die Sauerstoffkonzentration in dem Blut, das vom Herzen in jede Körperzelle gepumpt wird, also im arteriellen Blut, ganz wesentlich. Auf Grund der Schritte 1 und 2 der SMT kann dieser Sauerstoff dann von den Körperzellen aber auch verstärkt aufgenommen werden, so daß die

Ausbeute des Sauerstoffs wesentlich größer ist und schließlich das zum Herzen zurückfließende Blut (venöses Blut) wesentlich weniger Sauerstoff enthält als ohne die SMT. Selbst einem Laien wird dabei verständlich sein, daß mit dieser Behandlung dann alle Arten von Durchblutungsstörungen von Herz, Gehirn, Armen, Beinen, Augen, Ohren und allen anderen Körperorganen deutlich gebessert werden können.
Wissenschaftlich konnte darüber hinaus auch bewiesen werden, daß die SMT ebenfalls wirksam ist bei allen Arten von körperlicher Abwehrschwäche, von Infektanfälligkeit, chronischer Entzündung (z.B. Bronchitis), bei jeder Art von Erschöpfungszustand, Altersleiden, »Manager-Krankheit«, allen Folgen übergroßen Stresses und sogar bei Krebs.
Krebs – und das sei hier noch erwähnt – entsteht vor allem immer dann, wenn die körpereigene Abwehrkraft geschwächt ist und den Körperzellen zu wenig Sauerstoff angeboten wird. Beides kann durch die Sauerstoff-Mehrschritt-Therapie erfolgreich verhindert oder bekämpft werden.
Warten Sie also mit der SMT nicht so lange, bis es zu spät ist. Führen Sie die Sauerstoff-Mehrschritt-Therapie schon vorbeugend durch. Dadurch halten Sie Ihren Körper nicht nur vital und leistungsfähig, sondern betreiben auch eine hervorragende Krebsvorbeugung.

D. Ansteigende Kreislauffußbäder nach Schiele

Nicht mehr wegzudenken aus der Behandlung von venösen und arteriellen Durchblutungsstörungen sind die ansteigenden Kreislauffußbäder nach Schiele. Wie schon erwähnt, bringt diese Behandlung, gerade in Kombination mit der Sauerstoff-Mehrschritt-Therapie nach Ardenne, eine hervorragende Wirkungssteigerung: Diese ansteigenden Kreislauffußbäder beschleunigen den Blut- und Lymphfluß eines Patienten um das Vierfache. Dadurch kann wesentlich mehr Sauerstoff aufgenommen werden, und der aufgenommene Sauerstoff wird schneller durch den ganzen Organismus transportiert.
Die Behandlung ist einfach. Man benötigt dafür eine spezielle elektrische Fußbadewanne, die es ermöglicht, beim Fußbad das Badewasser in der Wanne vom Boden her kontinuierlich aufzuheizen, damit die Temperaturreize die Reflexzonen der Fußsohlen erreichen. Dieser Effekt geht verloren, wenn Sie – wie früher üblich – lediglich eine normale Fußwanne nehmen und durch Zugießen von warmem Wasser die Temperatur erhöhen. Zusätze zum Badewasser und bestimmte ätherische Öle, mit denen die Füße des Patienten vor dem Bad eingerieben werden, verstärken diese Wirkung.

Natürlich können Sie die Fußbäder auch zu Hause durchführen. Zubehör und ausführliches Informationsmaterial erhalten Sie bei der Vertriebsfirma, bei der Sie die Fußwanne kaufen können. Die Adresse lautet: ProVital GmbH, 6531 Seibersbach.
Die Einsatzmöglichkeit der ansteigenden Fußbäder ist sehr groß. Naturgemäß ist die Wirkung bei allen Arten von Durchblutungsstörungen, bei Herz- und Kreislaufbeschwerden besonders deutlich spürbar. Aber auch andere Erkrankungen wie z.B. Rheuma, Kopfschmerzen, Magen-Darm-Beschwerden, Neuralgien und sonstige schmerzhafte Beschwerden lassen sich damit hervorragend lindern oder sogar heilen. Selbst nervöse und vegetative Störungen wie Husten, Schnupfen, Stirnhöhlenkatarrh oder Ohrenentzündungen sind mit diesen speziellen Kreislauffußbädern sehr gut zu beeinflussen.
Der Grund für die vielseitige Einsatzmöglichkeit besteht darin, daß Blutstauungen im Körperinneren – also in der Leber, der Milz oder der Aorta (Hauptschlagader) – aufgelöst werden und eine deutliche Entlastung der Organe erreicht wird. Ein weiterer wichtiger Aspekt dieser Therapie ist, daß sich der Herzschlag deutlich verbessert. Mit jedem Schlag wird mehr Blut aus dem Herzen gepumpt beziehungsweise vom Herzen aufgenommen, als sonst möglich ist. Damit wird der gesamte Stoffwechsel angeregt.
Die normale Badetemperatur bei Fußbädern beträgt anfangs 35 Grad Celsius und steigt allmählich auf 45 Grad Celsius an. Nur wer unter ausgeprägten Krampfadern leidet, sollte die Höchsttemperatur auf 42 Grad Celsius begrenzen. Für Patienten mit Krampfadern ist es ratsam, zusätzlich die Unterschenkel während des Bades mit kalten Tüchern zu umwikkeln. Dennoch ist auch bei Krampfadern dieses Kreislaufbad hervorragend wirksam, da es dafür sorgt, daß das in den Krampfadern gestaute und versackte, sauerstoffarme Blut allmählich wieder in Bewegung kommt, sich in den normalen Blutkreislauf integriert und damit endlich wieder mit Sauerstoff und Nährstoffen angereichert werden kann.
Wer diese Therapie einmal durchgeführt hat, wird sie nicht mehr missen wollen. Der wohlige Wärmereiz, der von den Füßen allmählich bis in die Kopfhaut steigt, durchblutet den Körper bis in die Fingerspitzen. Jeder Patient spürt dabei deutlich, wie seine Durchblutung auch in den kleinsten und feinsten Kapillargefäßen angeregt wird. So manches »Raucherbein«, so manche »Schaufensterkrankheit« und so manche Durchblutungsstörung des Herzens oder des Gehirns konnte mit dieser einfachen Therapie gelindert oder sogar ganz geheilt werden. Aber auch organische Krankheiten lassen sich damit behandeln. Mir sind Fälle bekannt, bei denen Patienten unter starken Nierenstörungen litten, so daß ihnen bereits von der Klinik vorgeschlagen wurde, eine Dialyse zu beginnen. Aber auch hier konnte die kontinuierliche Selbstbehandlung mit ansteigenden

Schiele-Kreislauffußbädern den Einsatz der künstlichen Niere verhindern. Die Nierendurchblutung wurde so stark verbessert, daß die Nierenfunktion wieder Normalwerte annahm und der Körper ausreichend entgiftet wurde.
Zahllose andere Krankenberichte belegen die Wirksamkeit dieser einfachen Therapie. Jeder Patient merkt schon bald, daß das »passive Kreislauftraining«, wie es auch genannt wird, die Leistungsfähigkeit und das Wohlbefinden wesentlich verbessern. Normalerweise reichen fünf Behandlungen pro Woche, kurmäßig über ein bis zwei Monate durchgeführt. Dadurch lassen sich dann die häufigsten Altersbeschwerden erfolgreich vertreiben. Machen Sie einen Versuch!

E. Homöopathische Mittel zur Injektion und zur Einnahme

Medikamente aus der Naturheilpraxis sind »milde Mittel«, meistens Verdünnungen natürlicher Stoffe. Sie greifen nicht wie chemische Mittel rigoros in den Kreislauf und in den Stoffwechsel ein, sondern bewegen den Organismus dazu, sich selbst zu wehren und damit wieder gesund zu werden. Bei der Homöopathie geht dieses Prinzip noch weiter. Hier werden nämlich ausschließlich Stoffe verwendet, die ähnliche oder gleiche Symptome hervorrufen können, wie sie der Patient verspürt. Daher kommt auch der Name Homöopathie (homos=gleich).
Entdecker der homöopathischen Lehre war der Arzt Dr. Samuel Hahnemann. Nach umfangreichen Selbstversuchen hatte er schon 1796 herausgefunden, daß ein Wirkstoff, der bei hoher Dosierung eine Krankheit auslösen kann, bei sehr niedriger Dosierung in der Lage ist, diese Krankheit zu heilen.
Entsprechend der Ähnlichkeitsregel der Homöopathie werden für die Therapie keine fremden, völlig neu konzipierten chemischen Stoffe verwendet, sondern ausschließlich natürliche Stoffe aus Pflanzen, Mineralien und dergleichen. Dies verlangt schon der homöopathische Grundsatz, denn der Behandler muß das Mittel herausfinden, das, in hoher Konzentration eingenommen, eben die Symptome auslöst, die jenen am ähnlichsten sind, unter denen der Patient leidet. An einem Beispiel möchte ich Ihnen diese Denkweise verdeutlichen. Sicher ist Ihnen die Wirkung der Küchenzwiebel bestens bekannt. Beim Zwiebelschneiden werden die Schleimhäute der Nase und der Augen durch die Duftstoffe der Zwiebel derart gereizt, daß es zu einer starken, lästigen Absonderung der Schleimhäute kommt. Tränen, Niesen und wäßriger Schnupfen sind die Folge. Derartige Symptome aber sind Ihnen schon von grippalen Erkältungen

und von starkem Schnupfen her bekannt. Liegen nun diese Symptome bei einem Patienten vor, so kann ihm der Behandler zur Therapie den in der Zwiebel enthaltenen Wirkstoff verabreichen. Natürlich darf er dies nicht in konzentrierter Form tun, sondern stark verdünnt, also als homöopathisch aufbereitete Essenz. Wird dann dieser homöopathische Zwiebelextrakt auch noch in richtiger, geringer Dosierung eingenommen, verschwinden die vorhandenen Symptome allmählich ganz.
Seit den Selbstversuchen von Dr. Hahnemann wurden bis heute etwa 2500 biologische Präparate bekannt, deren Wirkungen bis in die einzelnen Symptome hinein genau untersucht wurden. Die Kunst der homöopathischen Behandlung besteht also darin, aus der Vielzahl der Präparate dasjenige Mittel herauszufinden, das bei den bestehenden Beschwerden des Patienten zum Einsatz kommen soll. Jeder Patient braucht sein individuelles Mittel oder eine genau auf ihn abgestimmte Präparatenmischung und Dosierung. Hier spielen Alter, Geschlecht und die Schwere der Krankheit eine ganz wichtige Rolle. Es hat daher keinen Sinn, wenn ein Patient das speziell für ihn zusammengestellte Mittel einem Leidensgenossen weiterempfiehlt. Was nämlich für ihn hilfreich war, muß die Beschwerden bei einem anderen nicht ebenfalls bessern. In manchen Fällen können die Beschwerden dadurch sogar noch verstärkt werden, da die homöopathische Mischung für diesen Patienten vielleicht zu stark oder einfach nicht richtig zusammengestellt ist.
Trotzdem ist es eines der Hauptmerkmale der Homöopathie, daß sie nicht nur für jedes Alter, für jedes Geschlecht und auch bei fast jeder Erkrankung sehr große Erfolge erzielen kann, sondern daß sie bei richtiger Anwendung auch absolut frei von schädlichen Nebenwirkungen ist. Hervorzuheben ist außerdem, daß eine homöopathische Behandlung jederzeit parallel und unterstützend zur klinischen Therapie mit herkömmlichen, chemischen Arzneimitteln eingesetzt werden kann. Damit läßt sich nicht nur die Wirkung der chemischen Therapie verstärken, sondern es können in vielen Fällen durch die homöopathischen Präparate die oftmals gefährlichen Wirkungen der chemischen Arzneimittel stark reduziert werden.
Trotz der unbestreitbaren Erfolge der Homöopathie sind diese Heilverfahren immer noch nicht voll anerkannt, und so passiert es nicht selten, daß Patienten von ihren Krankenversicherungen die Erstattung der Kosten ihrer homöopathischen Rezeptur bzw. Behandlung mit der Begründung verweigert wird, die homöopathischen Mittel bzw. deren Anwendung sei nicht »allgemein wissenschaftlich anerkannt«. Doch diese Behauptung kann mittlerweile nicht mehr greifen, da, wie in der »Süddeutschen Zeitung« vom 07.11.1987 unter der Überschrift »Wenn Unglaubliches zu glauben ist – Beweise von Nichts – Bestätigung für die Homöopathie« zu lesen war, die Wirksamkeit der Homöopathie inzwischen tatsäch-

lich wissenschaftlich bewiesen werden konnte. Stattgefunden hat dieser Beweis an der Universität Paris-Süd, und durchgeführt wurde er von J. Benveniste und seinen Mitarbeitern beziehungsweise zwölf Mitautoren aus sechs Forschungsinstituten in Israel, Italien und Kanada. Sie konnten beweisen, daß selbst nach sechzigfacher Verdünnung in Zehnerschritten, also einer Verdünnung, bei der selbst ein Weltmeer kein einziges Molekül des Ausgangsstoffes mehr enthalten könnte, dennoch die Wirksamkeit der Lösung uneingeschränkt vorhanden war. Das galt auch noch für die hundertzwanzigfache Verdünnung, bei der selbst das ganze Universum theoretisch kein einziges Molekül des Ausgangsstoffes mehr enthält.
Voraussetzung für die Wirkung war allerdings, daß die Lösungen *kräftig* geschüttelt wurden. Bei behutsamer Durchmischung ging die Wirkung verloren. Wesen und Grundsatz der Homöopathie waren aber schon immer, daß die Verdünnung der Urstoffe nicht einfach durch Zuschütten zu erfolgen habe, sondern eben durch ein kräftiges Durchschütteln. Schon Hahnemann hatte erkannt – ohne die wissenschaftlichen Grundlagen dafür beweisen zu können –, daß durch kräftiges Durchschütteln, das außerdem noch rhythmisch zu erfolgen hat, eine ständige Vermittlung des Heilreizes vom Urstoff auf die Verdünnung und von der Verdünnung auf die Verdünnung der Verdünnung in das jeweilige Verdünnungsmittel abgegeben wird. Das aber bedeutet (und konnte jetzt nachgewiesen werden), daß selbst dann, wenn nicht ein einziges Molekül des Urstoffs mehr in der Lösung vorhanden ist, die Information der Substanz trotzdem nicht verloren geht, sondern von Verdünnungsstufe zu Verdünnungsstufe weiter übertragen wird. Diese Verdünnung, oder »Potenzierung«, wie der Verdünnungsprozeß in der Homöopathie genannt wird, geht folgendermaßen vor sich:
Ein Teil der Ursubstanz wird mit neun Teilen Verdünnungsmittel, zum Beispiel Alkohol oder Milchzucker, zur ersten Dezimalpotenz D1 verschüttelt beziehungsweise verrieben. Hiervon wird wiederum ein Teil mit neun Teilen Verdünnungsmittel verschüttelt, um zur Stufe D2 zu gelangen. Von Stufe zu Stufe wird so weiter verfahren. Die Ziffer hinter dem »D« entspricht demnach immer der Anzahl der Nullen hinter der 1, durch welche die Verdünnung erkennbar ist. D2 entspricht also der Verdünnung 1 : 100.
Ob diese homöopathischen Mittel dann eingenommen oder injiziert werden, ist von Fall zu Fall verschieden. In jedem Fall sind beide Verabreichungen möglich, und Ihr Behandler muß entscheiden, welche von beiden die für Sie bessere Methode ist.
Deshalb hätte es auch hier wenig Sinn, beispielhafte Rezepturen vorzustellen, mit denen Sie Ihre ganz speziellen Durchblutungsstörungen behandeln könnten. Nur ein erfahrener Homöopath kann die in Frage kom-

menden Mittel in richtiger Potenz entsprechend den jeweiligen Beschwerden zielgenau auswählen.

F. Schlangengifte zur Injektion und zur Einnahme

Von den über 2500 Schlangenarten, die es auf der Erde gibt, produzieren etwa 200 Arten in ihren Giftdrüsen ein für Lebewesen tödliches Sekret. Das Gift, das eine grüne Mamba bei einem einzigen Biß verspritzt, würde ausreichen, um vierzig Menschen zu töten. Umgekehrt allerdings kann das Serum, das aus dem Gift der grünen Mamba hergestellt wird, Dutzenden von Bißopfern das Leben retten und, wenn es homöopathisch aufbereitet wird, Tausende von ihren Krankheiten befreien.
Wer schon in asiatischen Ländern war, wird häufig gesehen haben, daß Schlangengifte als Heilmittel angeboten werden. Seit einiger Zeit sind auch bei uns Arzneimittel mit gereinigten Schlangengiften erhältlich und werden besonders von Naturheilkundigen zu Heilzwecken eingesetzt. Sie werden als »Horvi-Reintoxine« in Apotheken verkauft.
Ähnlich wie bei der Homöopathie gilt auch hier die Regel, daß das Gift, das in hoher Konzentration eine bestimmte Krankheit auslöst, in hoher Verdünnung und geringer Dosierung dieselbe Krankheit heilen kann.
Im Zusammenhang mit den Schlangengiften bedeutet dies, daß ein Schlangengift, das in hoher Konzentration zur Blutgerinnung führt, bei richtiger Dosierung die Durchblutung verbessert und dadurch nicht nur schmerzlindernd, sondern sogar heilend wirkt. Damit können Schlangengifte, richtig eingesetzt, nicht nur bei Durchblutungsstörungen der Beine wirken, sondern sie verbessern auch die Durchblutung des Herzens und des Gehirns und können einen Herzinfarkt oder Schlaganfall verhindern.
Die Wirksubstanzen im Schlangengift sind Enzyme. Häufig wirken diese Enzyme wesentlich besser als die für die Blutverdünnung und Thrombenauflösung verwendeten chemischen Arzneimittel. Auf jeden Fall haben sie wesentlich weniger Nebenwirkungen und können daher auch langfristig eingenommen werden.
Neben den erwähnten Enzymen sind Mineralstoffe, Farbstoffträger, Gerinnungsstoffe, Eiweißträger, Giftstoffe und Substanzen, die den roten Blutfarbstoff auflösen, weitere wichtige Wirkungsfaktoren in diesen Reintoxinen. Es ist immer wieder erstaunlich, welche phantastischen Heilerfolge mit diesen Präparaten erreicht werden können. In vielen Naturheilpraxen werden sie deshalb schon heute mit Erfolg eingesetzt. Besonders bewährt haben sich die Schlangenreintoxine bei allen nervlichen Störungen, bei vegetativer Dystonie, bei Depressionen, bei rheumatischen Leiden wie Ischias oder Gelenkschmerzen, bei Herz- und Kreis-

lauferkrankungen und bei allen Arten von Durchblutungsstörungen. Besonders beeindruckend sind die Erfolge bei Kopfschmerzen- und Migränepatienten. Nicht selten liegt auch hier eine Stoffwechselstörung oder eine Störung der Durchblutung vor, die insbesondere mit den Giftstoffen der Klapperschlange (Crotalus) und der Sandviper (Ammodytes) behandelt werden. Es ist erstaunlich, wie selbst jahrzehntelang bestehende Kopfschmerzen dauerhaft beseitigt werden können, wenn die richtigen Schlangenreintoxine eingesetzt werden.
Unabhängig von der jeweils behandelten Krankheit bessert sich durch den Einsatz der Schlangenreintoxine allgemein der vegetative Zustand des Patienten, und aus negativ eingestellten, verkrampften Griesgramen werden wieder optimistische, freundliche Mitmenschen.

G. Proteolytische Enzyme

Das Stichwort »Enzyme« ist in diesem Buch schon mehrfach gefallen. Was aber hat es mit diesen so überaus wichtigen Wirkstoffen auf sich?
Zunächst muß man wissen, daß Enzyme Stoffe sind, die von jeder lebenden Zelle in unserem Körper dauernd produziert werden. Enzyme steuern fast alle Stoffwechselvorgänge in unserem Organismus. Ohne sie würde unser ganzes Körpersystem nicht mehr funktionieren. Einige unserer Organe sind an der Produktion von Enzymen besonders beteiligt. Dazu gehören zum Beispiel die Thymusdrüse und die Bauchspeicheldrüse. Auch unser gesamter Verdauungsvorgang, vom Mund bis hin zum Darm, wird von Enzymen gesteuert.
Einige dieser Enzyme haben die besondere Eigenschaft, Eiweißstoffe abzubauen. Es sind die sogenannten proteolytischen (eiweißabbauenden) Enzyme. Ihre Wirkstoffe haben darüber hinaus die Fähigkeit, kranke Körperzellen aufzulösen und zu vernichten. Gesunde Körperzellen sind davon nicht betroffen. Es leuchtet jedem ein, daß die Wirkung von Enzymen gerade bei Durchblutungsstörungen von besonderer Bedeutung ist. So können proteolytische Enzyme nach einer gewissen Zeit kleine Thromben auflösen und dadurch die Durchblutung wesentlich verbessern.
Hinzu kommt aber noch, daß Enzyme auch blutverdünnend wirken. Zwar müssen sie zu diesem Zweck hochdosiert werden, aber das ist unproblematisch, da sie völlig unschädlich sind – ein großer Vorteil gegenüber den chemischen Blutverdünnungsmitteln. Es ist daher schade, daß manche Mediziner noch immer zu den nebenwirkungsreichen chemischen Blutverdünnungsmitteln greifen und den Einsatz von hochwirksamen, aber unschädlichen, blutverdünnenden proteolytischen Enzymen strikt ablehnen.

Um so unverständlicher wird diese Handlungsweise, wenn man bedenkt, daß diese proteolytischen Enzyme neben ihrer blutverdünnenden Wirkung aufgrund ihrer eiweißabbauenden Fähigkeit auch imstande sind, sehr schnell Entzündungen zu lindern und zu heilen. Alles in allem ist die Wirkungsbreite der proteolytischen Enzyme damit für den Einsatz bei allen Arten von Durchblutungsstörungen, sowohl degenerativen (also arteriosklerotischen) als auch entzündlichen Ursprungs, wie geschaffen. In einem therapeutischen Rundumschlag sorgen diese proteolytischen Enzyme dafür, daß zum einen Entzündungen abgebaut werden, zum anderen das Blut verdünnt und damit flüssiger gemacht wird und schließlich vorhandene Hindernisse wie Thromben beseitigt werden. In meiner Praxis gibt es kaum einen Fall von Durchblutungsstörungen, bei dem die proteolytischen Enzyme nicht zum Einsatz kommen. Sie sind übrigens in zahlreichen Präparaten enthalten, so etwa in Wobenzym, in Mulsal, in Wobemugos und anderen.

H. Organ- und Blutextrakte

In mikroskopisch kleiner Zerteilung können alle menschlichen und tierischen Organe als Grundlage für homöopathische Wirkstoffverdünnung verwendet werden. Doch manchmal werden rascher wirkende Mittel gebraucht. Dann stehen Extrakte von tierischen Organen und deren Säfte und Sekrete zum direkten Einsatz zur Verfügung. Natürlich sind diese Mittel nur verwendbar in Mischung mit Verdünnungsflüssigkeiten oder Füllstoffen. Aber die Verdünnung hat hier bei weitem nicht das Ausmaß wie bei den genannten homöopathischen Potenzierungen.
Ihr Naturheilarzt oder Heilpraktiker kann entscheiden, ob Organpräparate in Frage kommen. Gerade bei Durchblutungsstörungen ist der Einsatz dieser Organpräparate besonders erfolgversprechend.
So eignet sich zum Beispiel Kälberblutextrakt hervorragend dazu, die Sauerstoffversorgung der peripheren Blutgefäße gezielt zu verbessern. Im Handel ist Kälberblutextrakt unter der Bezeichnung Actovegin oder Actohaemyl erhältlich. Wie schon erwähnt, steigert die Kombination mit Ozon-Sauerstoff die Wirkung einer Injektion mit Kälberblutextrakt ganz wesentlich.
Auch Milzextrakt hat sich bei Durchblutungsstörungen bewährt. Durch Milzextrakt wird nicht nur der hormonelle Stoffwechsel der Frau in den Wechseljahren normalisiert, sondern es werden auch die Abwehrkräfte aller Patienten deutlich gesteigert. Darüber hinaus weiß man heute, daß Milzextrakt auch die Sauerstoffaufnahmefähigkeit des Körpers verbes-

sert und damit bei Durchblutungsstörungen, die durch Sauerstoffmangel ausgelöst werden, sehr gute Hilfe leistet.
Organextrakte wie Milz- oder auch Thymusextrakte gibt es in den verschiedensten Formen zu kaufen. So z.B. als Dragees oder auch Ampullen. Am wirkungsvollsten aber sind Organgesamtextrakte, die aus den frischen Organen ungeborener oder neugeborener Kälber in einem ganz speziellen Verfahren hergestellt werden. Dieser »Frischextrakt« wird weder konserviert noch in Ampullen abgefüllt, sondern in fertigen Plastikspritzen in flüssigem Stickstoff bei –160° C gelagert. Er kann daher in Apotheken nicht verkauft werden, sondern muß vom Behandler selbst hergestellt werden und wird auch von ihm selbst dem Patienten verabreicht. Selbstverständlich werden diese Organ-Frischextrakte von staatlichen Kontrollinstanzen ebenso gründlich untersucht und überprüft wie jedes andere Arzneimittel und erst bei völliger Unbedenklichkeit zur Behandlung freigegeben.

I. Thymus-Extrakt-Therapie (THX) nach Dr. Sandberg

Einem Organextrakt wird wegen seiner umfassenden Breitenwirkung und seiner mittlerweile millionenfach bewährten Heilkraft eine ganz besondere Bedeutung beigemessen: dem Thymus-Frischextrakt (THX).
Thymus-Extrakt ist, wie der Name schon sagt, der Extrakt der Thymusdrüse. Gewonnen wird er aus der Thymusdrüse junger Kälber. Diese Thymusdrüse – sie liegt hinter dem Brustbein – ist für Mensch und Tier von besonderer Bedeutung, denn sie produziert außer sehr wichtigen Wachstumshormonen auch eine Reihe weiterer Hormone, die für die Steigerung der körpereigenen Abwehrkräfte verantwortlich sind. Beim erwachsenen Menschen wird die Thymusdrüse nach und nach immer kleiner, so daß ihr Wirkstoffausstoß immer geringer wird. Heute weiß man, daß zwischen diesem Vorgang und der Schwächung des Immunsystems ein direkter Zusammenhang besteht.
In den dreißiger Jahren entdeckte der schwedische Arzt Dr. Illis Sandberg, daß es möglich ist, immunschwachen Menschen die natürlichen Abwehrkräfte zurückzugeben und damit chronische und akute Infekte auszuheilen, wenn ihnen der aus der Thymusdrüse gewonnene Thymus-Frischextrakt eingespritzt wird. Der Extrakt aus dem Kalbsthymus ist in der Lage, die Thymusdrüse des Menschen wieder zu aktivieren, so daß sie verstärkt Wirkstoffe an den Kreislauf abgibt. Eine Injektionskur mit Thymus-Frischextrakt wirkt sogar gegen verschiedene Allergien und Hautekzeme. Hauptbehandlungsbereich aber ist die Steigerung der körpereigenen Abwehrkräfte bei Patienten, die verstärkt zu Infektionen, Ent-

zündungen oder nicht heilenden Wunden neigen. Das gilt auch für Wunden, die aufgrund von Durchblutungsstörungen entstehen. Durch die Thymuskur wird ganz allgemein das Befinden des Patienten gebessert. Die Körperzellen werden vitaler, und die Behandelten haben das Gefühl, daß der Alterungsprozeß sich plötzlich stark verlangsamt. Das bezieht selbstverständlich das Gefäßsystem mit ein. So ist es kein Wunder, daß die Funktionsfähigkeit von Herz und Gehirn spürbar gebessert wird und die Neigung zur sogenannten »altersbedingten Arterienverkalkung« deutlich abnimmt.

In seiner Klinik in Anbey in Schweden konnte Dr. Sandberg feststellen, daß Thymus-Frischextrakt auch bei offenen Beinen zu einer schnellen und komplikationslosen Heilung der chronischen Wunden führt.

Was für offene Beine gilt, gilt auch für die »Schaufensterkrankheit«. Fünfzig Prozent der von Dr. Sandberg behandelten Patienten konnte so gut geholfen werden, daß sie bald wieder gehen und ihre Wegstrecke verlängern konnten.

Dr. Sandberg berichtet auch, daß Thymus-Frischextrakt eine deutlich blutdrucksenkende Wirkung hat, die bei mehr als der Hälfte der Patienten dazu führt, daß vorher eingenommene chemische blutdrucksenkende Arzneimittel abgesetzt werden konnten.

K. Reizstromtherapie

Die Reizstromtherapie ist eine Behandlungsform, die schon seit Jahren mit großem Heilungserfolg eingesetzt wird. Allerdings ist es nicht jedermanns Sache, sich mit elektrischen Strömen behandeln zu lassen. Das dabei deutlich spürbare Kribbeln und Prickeln, das durch das Fließen von Strom erzeugt wird, empfinden viele Menschen als unangenehm. Häufig spielt auch die Angst eine große Rolle, denn der Gedanke, mit stromführenden Gegenständen in Kontakt zu kommen, löst bei empfindlichen Gemütern nahezu eine Hysterie aus. Aber auch bei dieser Heilmethode gilt, daß sie bei richtiger Durchführung zwar nicht immer ganz angenehm, ansonsten jedoch völlig unschädlich ist.

Insbesondere bei Durchblutungsstörungen in Armen und Beinen hat sich die Reizstromtherapie hervorragend bewährt. Je nach Lage der Krankheit und Art der Durchblutungsstörung werden die Elektroden unter beiden Fußsohlen oder unter der Fußsohle und am Oberschenkel beziehungsweise unter der Handfläche und am Oberarm befestigt. Der Strom fließt dabei immer von der einen Elektrode zur anderen und kann – je nach Lage der Elektroden – dabei das gesamte Bein oder beide Beine gleichzeitig durchfluten. Das gleiche gilt selbstverständlich auch für die

Arme. Stromart, Wellenlänge des Stroms und auch die Intensität des Stroms werden vom geschulten Behandler je nach der individuellen Ausgangslage des Patienten und seinem Beschwerdebild ausgewählt. Niemals allerdings sollte der Patient die Behandlung als schmerzhaft empfinden. Dann nämlich ist die Stromstärke zu groß oder die Art des Stroms falsch ausgewählt worden.

Die Wirkung dieser Therapie ist sehr unterschiedlich. Bestimmte Stromformen können Muskeln zur Entspannung und Anspannung führen, wodurch das Blut im behandelten Gebiet verstärkt zum Herzen gepumpt wird. Diese Methode ist sehr wirksam, zum Beispiel bei venösen Durchblutungsstörungen.

Andere Stromformen sorgen dafür, daß das Gewebe und damit auch die Blutgefäße sich entspannen und so der arterielle Blutstrom verstärkt wird.

Spezielle Stromimpulse haben außerdem eine schmerzlindernde Wirkung, was bei allen schmerzhaften Durchblutungsstörungen oder den daraus resultierenden schmerzhaften Erkrankungen von großer Bedeutung ist.

L. Neuraltherapie

Der Körper des Menschen ist ein Ganzes, und so ist auch die Durchblutungsstörung nicht als Erkrankung eines bestimmtem Körperbereichs zu sehen, sondern als eine Störung des gesamten Organismus. Nicht selten sind an Durchblutungsstörungen Krankheitsherde schuld, die man unmittelbar mit diesen Störungen gar nicht in Verbindung bringt. Trotzdem sind solche »Störfelder« die eigentliche Ursache der Durchblutungsstörung, denn dadurch, daß ein Störfeld den Energiefluß des Körpers beeinträchtigt, kann unter anderem auch die Blutversorgung in Mitleidenschaft gezogen werden.

Man kann dies etwa mit einer Störung im elektrischen Leitungssystem eines Hauses vergleichen. Dort kann ein Fehler an einer Stelle bewirken, daß an einer anderen Stelle oder gar im ganzen Haus die Lichter ausgehen. Wenn hier der Fehler gefunden wird, wird das Licht wieder ordentlich brennen oder – um beim Menschen zu bleiben – der Körper wieder normal funktionieren.

Wie der Elektriker die Leitungen nach schadhaften Stellen absucht, muß der Therapeut mit Hilfe des Patienten mögliche Störfelder im Körper aufzudecken versuchen.

Als Störfelder kommen natürlich viele Dinge in Frage. Häufig sind kranke Zähne die Ursache für andere Beschwerden. Denn selbst wenn sie »tot«

sind, also keine Schmerzen mehr bereiten können, bergen sie oft Entzündungsherde und verbreiten diese Entzündungssubstanzen im ganzen Körper, wodurch anderswo Krankheiten entstehen können.
Fast ebenso häufig sind aber auch entzündete Mandeln und Nasennebenhöhlen als Störfelder zu bezeichnen. Auch chronisch entzündete Organe des Unterleibs wie Prostata und Gebärmutter sowie Entzündungen in den Verdauungsorganen können als Störfeld wirken.
Schon in den zwanziger Jahren unseres Jahrhunderts fanden zwei Ärzte, die Brüder Hunecke, heraus, daß es durch Einspritzen von Procain in vermeintliche Störfelder möglich ist, den vorher blockierten Fluß biologischer Energie wieder in Gang zu bringen. Procain, das eigentlich ein Mittel zur örtlichen Betäubung ist, hat nämlich ein eigenes elektrisches Potential und kann daher einen Kurzschluß in unserem energetischen System überbrücken. Darüber hinaus wirkt Procain auch deutlich durchblutungsfördernd und aktiviert die Selbstheilungskräfte des Körpers.
Procaininjektionen sind also immer angebracht, wenn Durchblutungsstörungen vorliegen, und vor allem, wenn sie zu Schmerzen führen. Procaininjektionen unter die Haut am Rande offener Beine können schnell zu einer Schmerzlinderung führen.
Procaininjektionen in Krampfadern bewirken, daß mögliche Entzündungen schneller abheilen und die Entstehung weiterer Entzündungen verhindert wird.
Procain hat aber auch eine gefäßerweiternde Wirkung und wird deshalb u. a. bei der »Schaufensterkrankheit« und dem »Raucherbein« sehr gerne und mit gutem Erfolg in die Leistenarterie injiziert. Der Patient bemerkt dabei einen deutlichen Wärmefluß, der sein ganzes Bein hinunterläuft. Diese Reaktion zeigt an, daß mit der blutgefäßerweiternden Wirkung des Procains im selben Moment auch mehr Blut in das Bein einströmt. Mit einer solchen Procaininjektion in die Leistenarterie läßt sich auch leicht feststellen, inwieweit die Leistenarterie noch durchgängig ist. Erreicht die Wärmewelle die Zehenspitzen, so ist die Blutversorgung bis hinab in den Fuß noch gewährleistet. Geht die Wärme aber nur bis zum Fußknöchel, so muß davon ausgegangen werden, daß dort eine deutliche Verengung der Arterie die Blutversorgung des Fußes behindert.

M. Akupunktur und ähnliche Verfahren

1. Klassische Akupunktur (Nadelakupunktur)

Mit vielen anderen Naturheilverfahren teilt die Akupunktur das Schicksal, daß sie trotz großer Erfolge noch immer nicht die Anerkennung gefunden hat, die sie verdient. Dabei kann gerade die Akupunktur auf eine jahrtausendealte Geschichte zurückblicken. Schon 4000 v. Chr. wurde sie nämlich bei den Chinesen als Heilmethode praktiziert und gelangte im 17. Jahrhundert nach Europa. Doch erst in den letzten Jahren, als bei uns die Kritik an den chemischen Schmerzmitteln immer lauter wurde und immer mehr Zwischenfälle aufgedeckt wurden, begannen naturheilkundlich orientierte Schulmediziner und Heilpraktiker endlich damit, die Akupunktur auch in ihr Behandlungsspektrum aufzunehmen. Die Scheu vor dem Einsatz der Akupunktur mag vielleicht daran liegen, daß wir Abendländer die Philosophie und Mentalität der alten Chinesen noch immer nicht recht verstanden haben und nachempfinden können.

So stellen sich die Chinesen vor, daß der Mensch aus zwei unterschiedlichen Energiefeldern besteht, einem weiblichen, passiven, daß »Yin« genannt wird, und seinem Gegenspieler, dem männlich aktiven, »Yang«. Diesen beiden Energiefeldern sind unsere Organe zugeordnet, wobei jedes Organ über eine eigene Energiebahn verfügt, die man »Meridian« nennt. Auf diesen Energiebahnen sind nun die beiden Energieformen gleichmäßig verteilt, zumindest solange der Körper gesund ist. Ist jedoch das Gleichgewicht von Yin und Yang gestört, kommt es unweigerlich zur Krankheit. Der Körper des Menschen wird netzförmig von diesen Meridianen überzogen. Auf jedem dieser Meridiane liegen einzelne Punkte, die Akupunkturpunkte genannt werden. Werden nun diese Punkte durch Nadelstiche (Akupunktur) oder durch Fingerdruck (Akupressur) gereizt, wird je nach Auswahl der Punkte eine Anregung oder Dämpfung der in diesem Meridian fließenden biologischen Energie erreicht. Dadurch kommt es zum Energiegleichgewicht von Yin und Yang, was dem Anfang der Heilung entspricht.

Für die richtige Wirkung einer Akupunktur ist es natürlich unerläßlich, die richtigen Punkte zu wählen. Diese müssen entsprechend dem jeweiligen Krankheitssymptom individuell ausgewählt und kombiniert werden. Je nach Diagnose bleiben die Nadeln unterschiedlich lange, von wenigen Sekunden bis zu mehreren Minuten, in der Haut stecken. Auch die Stichtiefe variiert von Bruchteilen eines Millimeters bis zu mehreren Zentimetern. Nicht bei allen Krankheiten erzielt die Akupunktur dieselben Heilerfolge. Doch gerade bei Durchblutungsstörungen und vor allem bei

Schmerzzuständen ist diese chinesische Heilmethode immer wieder mit gutem Erfolg einzusetzen.

2. Akupressur (Fingerdruckakupunktur)

Im Gegensatz zur Akupunktur, die einem geübten Behandler vorbehalten bleiben sollte, können Sie die Akupressur nach etwas Übung und nach Erlernen der Lage der richtigen Punkte auch selbst bei sich oder Ihrem Partner durchführen. Akupressur ist die Fortentwicklung der Akupunktur. Sie verzichtet jedoch auf die Nadeln und setzt dafür Daumen und Zeigefinger als »Reizinstrumente« ein. Die Wirkung ist zwar nicht gleich kräftig wie bei der Akupunktur, doch werden bei leichten Erkrankungen und häufiger Wiederholung dieselben Resultate erzielt.
Auch die Technik der Akupressur ist leicht zu erlernen. Wenn Sie den entsprechenden Hautpunkt gefunden haben, den Sie akupressieren wollen, er ist meistens etwas druckempfindlicher als seine Umgebung, dann legen Sie die Zeigefingerkuppe locker auf diesen Punkt. Üben Sie nun leichten Druck aus, und lassen Sie dabei den Zeigefinger auf der Stelle kreisen. Die Dauer dieser Anwendung variiert zwischen wenigen Sekunden und fünf Minuten. Normalerweise tritt eine Wirkung schon sehr rasch ein. Trotzdem sollte die Behandlung mehrmals täglich wiederholt werden. Alles weitere über die Akupressur lesen Sie in »Das große Akupressurbuch« von Lutz Bernau, das ebenfalls im Ehrenwirth Verlag erschienen ist.

3. Homöosiniatrie (Homöoakupunktur)

Diese besondere Form der Akupunktur verbindet Homöopathie mit Akupunktur. Bei dieser Behandlung werden auf die jeweiligen Beschwerden genau abgestimmte homöopathische Mittel in bestimmte Akupunkturpunkte injiziert. Zum einen wird die Wirkung der Akupunktur durch den Nadelstich in den Akupunkturpunkt gewährleistet, zum anderen kommt die Heilwirkung des homöopathischen Mittels zum Einsatz. Dadurch kann der Heileffekt wesentlich verstärkt werden, denn es kommt nicht nur die stoffliche Wirkung des homöopathischen Mittels zum Tragen, sondern auch seine energetische Kraft, die über den Akupunkturpunkt in den Meridian einfließt und sich so im ganzen Körper heilend ausbreiten kann.
Wird unter diesen Gesichtspunkten die kombinierte Methode von Akupunktur und Homöopathie richtig eingesetzt, so können mit ihr auch dann noch Erfolge erzielt werden, wenn die klassische Akupunktur nicht die gewünschte durchschlagende Wirkung gebracht hat.

5. Teil
Ein Wort zur Schulmedizin

1. Chemische Arzneimittel und ihre Nebenwirkungen

Wer unter Durchblutungsstörungen leidet, weiß, daß es eine Vielzahl von Arzneimitteln gibt, mit denen die Schulmedizin versucht, dieser Krankheit Herr zu werden. Einige dieser Arzneimittel sind hochwirksam und daher in schweren und schwersten Fällen auch notwendig. Trotzdem haben alle diese Arzneimittel eines gemeinsam: zahlreiche und oft auch gefährliche Nebenwirkungen. Die Nebenwirkungen reichen von noch erträglichen Symptomen wie Hitzewallungen, Juckreiz, Hautrötungen und leichten Magen-Darm-Störungen bis hin zu Kopfschmerzen, plötzlich auftretenden Allergien mit Gefahr eines allergischen Schocks, rapidem Blutdruckabfall, Kollaps, starken Schwindelzuständen, starkem Zittern der Hände oder anderer Körperteile, geistigen Verwirrtheitszuständen mit Halluzinationen, Krämpfen und Erbrechen.

Natürlich wird nicht jeder Patient im gleichen Maß von solchen Nebenwirkungen heimgesucht. Auch treten Nebenwirkungen nicht gleich zu Anfang auf, sondern in der Regel erst nach längerer Einnahmezeit des jeweiligen Mittels. Doch wollen Sie es soweit kommen lassen? Wollen Sie dieses Risiko für Ihre Gesundheit eingehen, wenn Sie noch andere Möglichkeiten haben, sich von Ihren Durchblutungsstörungen kurieren zu lassen?

Tun Sie sich daher selbst einen Gefallen, und lesen Sie vor jeder Einnahme eines Arzneimittels den Beipackzettel durch. Unter den Stichworten »Gegenanzeige« und »Nebenwirkungen« finden Sie dann Dinge, die für Sie von besonderem Interesse sind. Bestehen bei Ihnen Krankheiten, die unter dem Stichwort »Gegenanzeige« aufgeführt sind, so ist dieses Mittel für Sie von vornherein ungeeignet.

Finden Sie unter dem Stichwort »Nebenwirkungen« bedenkliche Störungen, die Ihnen drohen, wenn Sie dieses Präparat einnehmen, dann sollten Sie sich genau überlegen, ob die Sache dies auch wirklich wert ist. Und vielleicht überlegen Sie auch noch, ob es nicht besser ist, doch erst einmal einen Versuch mit der Naturheilkunde zu machen. Sie kann zwar nicht in allen Fällen helfen, bringt jedoch im Unterschied zu Präparaten der chemischen Industrie nicht die Gefahr gefährlicher Nebenwirkungen mit sich.

Eines sollten Sie auch nicht vergessen: in den Praxen der meisten Heilpraktiker finden Sie Patienten, die ihre Beschwerden bereits von der Schulmedizin behandeln ließen – offensichtlich ohne Erfolg, denn sonst hätten sie sich nicht schließlich doch entschlossen, zum Heilpraktiker zu gehen, dessen Behandlungshonorar sie in den meisten Fällen selbst bezahlen müssen. Noch erstaunlicher ist aber, daß diese Kranken, die trotz langwieriger schulmedizinischer Behandlung nicht die erhoffte Besserung fanden, oftmals schon nach kurzfristigem Einsatz der Naturheilkunde Linderung und später sogar Heilung verspüren dürfen.

2. Rettende Operationen

Natürlich gibt es Fälle, bei denen gar nichts mehr hilft. Trotz massiven Einsatzes verschiedener Naturheilverfahren und der Schulmedizin mit ihren chemischen Heilmitteln sind die Durchblutungsstörungen des Patienten nicht zu bessern. In solchen Fällen gibt es meist nur noch einen Ausweg: die Operation. Thromben und sogenannte Plaques in größeren Blutgefäßen können operativ entfernt werden.
Künftig wird dabei vor allem die Laserstrahltherapie das Mittel der Wahl sein. Zur Zeit ist diese Behandlungsmethode jedoch noch nicht genügend ausgereift und wird noch nicht generell in der Klinik eingesetzt. Bei dieser Therapie wird ein Spezialkatheter, ein sogenanntes Laserskop, verwendet. Durch einen kleinen Einschnitt in die Arterie wird das Laserskop eingeführt. Der Arzt richtet dann über ein biegsames Kleinstmikroskop, das ebenfalls in die Arterie eingeschoben wird und durch das der Chirurg seinen Laserstrahl genau kontrollieren kann, den Laserstrahl auf den Arterienverschluß. Ein kurzer Schuß läßt den Verschluß verdampfen, die Ader ist wieder offen und durchgängig. Übrig bleiben Muskelfasern und Kalkteilchen, die dann mittels Vakuumpumpe abgesaugt werden. Ein kleiner Ballon, der sich während der Operation innerhalb der Arterie aufbläst, verhindert für die Dauer des Eingriffs das Nachfließen von Blut. Das Problem dieser Behandlung ist jedoch, daß es bis jetzt nicht möglich ist, den Laserstrahl ausschließlich auf den Thrombus zu konzentrieren. Und das kleinste Abweichen des Strahls würde zum Durchschmelzen der Gefäßwand und damit zu einer inneren Blutung führen.
Solange das Einschmelzen von Thromben noch nicht hundertprozentig funktioniert, wird in der Regel der verstopfte Abschnitt durch ein körpereigenes anderes Aderteil ergänzt, das als »Umleitung« für das Blut fungiert. Dieses Aderteil wird aus anderen Körperbereichen entnommen, wo es nicht von so großer Wichtigkeit ist. Diese »Bypass-Operation«, wie dieser Eingriff genannt wird, gehört heute schon mehr oder weniger zur Routine in den meisten Krankenhäusern. Trotzdem ist diese Operation nicht ungefährlich. Aber bei lebensbedrohenden Gefäßverschlüssen muß man eben zwischen den Risiken abwägen.

Glauben Sie aber nur nicht, daß nach der Operation wieder alles beim alten ist. Wer bis jetzt noch keine gesunde Lebensweise eingehalten hat – wie sie in diesem Buch mehrfach geschildert wurde –, hat nun eine letzte Chance, dies zu tun. Tut er es nicht, wird der nächste Adernverschluß nicht lange auf sich warten lassen. Und bedenken Sie auch, daß blutverdünnende chemische Arzneimittel nicht ohne Nebenwirkungen sind. Je gesünder Sie aber leben, desto geringer können die Arzneimittel dosiert werden. Außerdem sollten die chemischen Verdünnungsmittel so weit als möglich durch biologische Verdünner – also zum Beispiel proteolytische Enzyme – ersetzt werden.

3. Vermeidbare Operationen

a) Operationen bei venösen Erkrankungen

Krampfadern sind meist nicht schmerzhaft, sondern nur unschön. So manchen jüngeren Frauen kommt dabei der Gedanke, durch operative Entfernung der harten, dicken Adern wieder die frühere Schönheit der Beine zurückzuzaubern. Doch davor muß ich ganz entschieden warnen! Die Erfahrung zeigt, daß die Operation solcher Krampfadern häufig starke und anhaltende Schmerzen nach sich zieht. Was vorher nur ein kosmetisches Problem war, ist dann eine schmerzhafte Gesundheitsstörung! Hinzu kommt, daß Krampfadern nicht selten auf einer Bindegewebsschwäche beruhen, die häufig erblich ist. Diese Anlage läßt sich durch eine Operation natürlich nicht beseitigen. Rückfälle sind daher nicht selten, und eine zweite Operation ist nicht zu umgehen. Nach jeder Operation entstehen aber ganz andere Blutbahnverhältnisse, an die sich der Körper erst gewöhnen muß – sofern er dazu in der Lage ist. Das Risiko starker Schmerzen nach einer solchen Operation wird damit immer größer.

Eine große Krampfadernoperation wird heute vielfach durch Venenstripping ersetzt. Dieses Venenstripping verursacht nur geringe Hauteinschnitte und hinterläßt sehr wenig Spuren. Das Resultat ist aber letztlich das gleiche, denn auch durch Venenstripping werden die Durchblutungsverhältnisse der Beine ganz wesentlich verändert. Auch hier bleiben nicht selten starke Schmerzen zurück. Alle Operationen sind nur zu empfehlen, wenn die Krampfadern von vornherein sehr schmerzhaft sind. Bei einem rein kosmetischen Problem sollten Sie diesen Eingriff lieber nicht vornehmen lassen. Aus diesem Buch wissen Sie nun, daß Krampfadern auch mit naturheilkundlichen Methoden zu bessern sind. Das Ansetzen von Blutegeln und das Absaugen des gestauten Blutes der Krampfader durch eine

Spritze läßt unschöne Krampfadern sehr schnell kleiner werden. Die Krampfader tritt nicht mehr als Venenschlinge auf der Haut deutlich hervor, sondern wird flacher. Zum Schluß bleibt nur noch ein bläulicher Schatten sichtbar, der sicher aber auch aus ästhetischer Sicht zu tolerieren ist. Dasselbe gilt für die Krampfaderverödung. Da diese Behandlung durchaus ambulant durchgeführt werden kann, erfreut sie sich großer Beliebtheit. Dabei werden allerdings Gefahren, die auch diese Therapie mit sich bringt, gerne unter den Tisch gekehrt. Nicht selten kommt es nämlich vor, daß der Patient das zur Verödung eingespritzte Mittel nicht verträgt und plötzlich einen allergischen Schock erleidet.
Von anderen Fällen ist bekannt, daß die Verödung nicht fachgerecht durchgeführt wurde und es schließlich zu starken Entzündungen im Behandlungsgebiet kam.
Aber auch wenn der Eingriff fachgerecht durchgeführt wird und ohne Zwischenfall abläuft, bringt er ebenso wie die Operation oder das Stripping eine deutliche Veränderung der Blutbahnenverhältnisse mit sich. Auch hier können dann Schmerzen oder gar offene Geschwüre die Folge sein.

b) Operationen bei arteriellen Durchblutungsstörungen

Immer mehr unbehandelte oder auch falsch behandelte arterielle Durchblutungsstörungen enden damit, daß das Gewebe an den Füßen abstirbt, also brandig wird. Für einen Arzt ist dies das Signal, an eine Amputation zu denken. Was schwarz ist, muß weg, denn totes Gewebe führt zur Vergiftung. Also wird zuerst ein Zeh amputiert, dann vielleicht alle. Doch damit ist die Krankheit noch nicht behoben. Die Durchblutungsstörung besteht weiterhin, und bald ist auch der Rest des Fußes schwarz. Wieder eine Amputation, die aber immer noch nicht das eigentliche Problem löst. Stück für Stück wird das Bein weiter amputiert, bis zum Knie, vielleicht bis zum Oberschenkel, je nachdem, wo der arterielle Verschluß sitzt, der verhindert, daß das Blut nach unten weiterfließen kann.
Diese Methode klingt grausam – und sie ist es auch. Und meist ist sie völlig überflüssig, wenn Sie sich rechtzeitig dazu durchringen, einen Versuch mit den in diesem Buch beschriebenen natürlichen Behandlungsmethoden zu machen. Wiederholte Injektionen in die Leistenarterie mit neuraltherapeutischen Präparaten, Kälberblutextrakt, Milzextrakt oder auch Ozon-Sauerstoff sind sicher das geringere Übel im Vergleich zu operativer Durchtrennung von Nerven, Blutgefäßen, Muskeln und Knochen. Voraussetzung für den Erfolg der Naturheilmethoden ist jedoch, daß Sie rechtzeitig zur Behandlung erscheinen und nicht warten, bis es bereits zu spät ist. Diese Mahnung gilt für alle Formen von Durchblutungsstörun-

gen, die ich in diesem Buch beschrieben habe. Immer wieder sind Patienten enttäuscht, wenn ihnen die Naturheilkunde nicht mehr helfen kann. Doch Wunder können auch Naturheilärzte und Heilpraktiker nicht vollbringen. Wo nichts mehr zu regenerieren ist, kann auch die Naturheilkunde nicht mehr helfen. Warten Sie also nicht bis zur letzten Sekunde, sondern entscheiden Sie sich rechtzeitig für eine wirksame und unschädliche Behandlung mit Naturheilmethoden.

6. Bezugsquellen

Von den Lesern meiner Bücher werde ich immer wieder gefragt, wo sie denn die von mir erwähnten Arzneimittel, Heilmittel, medizinischen Geräte oder auch Bücher beziehen können. Um Ihnen nun diese Frage zu ersparen, gebe ich Ihnen anschließend Hinweise auf Bezugsquellen.
Alle genannten apothekenpflichtigen Arzneimittel erhalten Sie selbstverständlich in den Apotheken: Das eine oder andere mag vielleicht nicht vorrätig sein, kann jedoch von Ihrem Apotheker bestellt werden.
Alle nicht apothekenpflichtigen Präparate sowie alle medizinischen Geräte erhalten Sie von der ProVital GmbH, 55444 Seibersbach. Hier können Sie unter anderem beziehen: ätherische Öle, Schiele-Fußbadewannen für die ansteigenden Kreislauffußbäder nach Schiele, Badezusätze für die Schielc-Bäder, Extrakte für Vollbäder als Ergänzung zu den Schiele-Fußbädern, Farbtherapie-Sets für die Selbsttherapie zu Hause, Heimgerätc für die Magnetfeldtherapie für zu Hause, Bestrahlungslampen, Reizstromgeräte für die häusliche Behandlung, Heimgeräte für Sauerstoff-Mehrschritt-Therapie für die tägliche Selbstbehandlung, Ruhewohl-Kopfkissen (Anti-Kopfschmerz-Kopfkissen) und eine Vielzahl weiterer medizinischer Artikel oder Geräte.
Alle erwähnten Bücher können Sie bestellen beim Autis-Verlag und -Versand, 55444 Seibersbach.